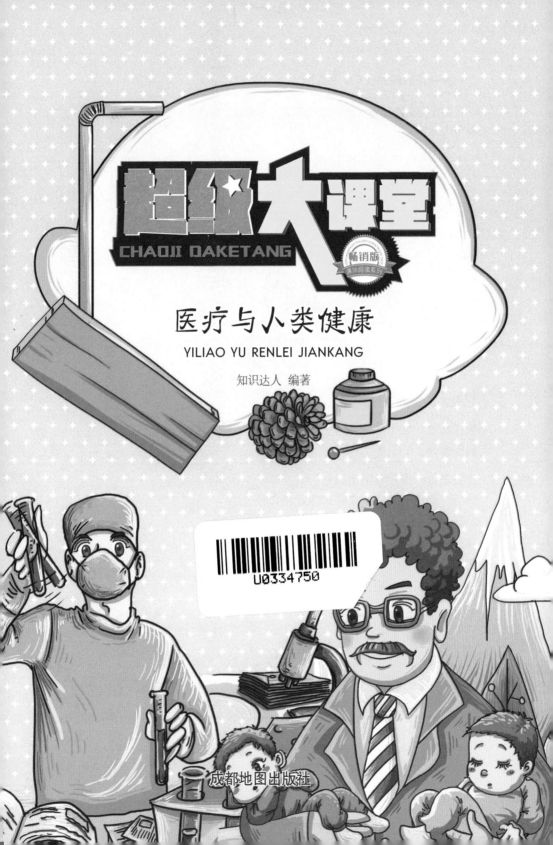

超级大课堂
CHAOJI DAKETANG

畅销版
课外阅读系列

医疗与人类健康
YILIAO YU RENLEI JIANKANG

知识达人 编著

U0334750

成都地图出版社

图书在版编目（CIP）数据

医疗与人类健康/知识达人编著 . — 成都 : 成都
地图出版社 , 2017.1（2021.6 重印）
（超级大课堂）
ISBN 978-7-5557-0314-3

Ⅰ . ①医… Ⅱ . ①知… Ⅲ . ①医疗保健—青少年读物
Ⅳ . ① R197.1-49

中国版本图书馆 CIP 数据核字 (2016) 第 094300 号

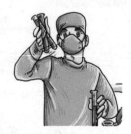

超级大课堂——医疗与人类健康

责任编辑：魏小奎
封面设计：纸上魔方

出版发行：成都地图出版社
地　　址：成都市龙泉驿区建设路 2 号
邮政编码：610100
电　　话：028 - 84884826（营销部）
传　　真：028 - 84884820

印　　刷：唐山富达印务有限公司
（如发现印装质量问题，影响阅读，请与印刷厂商联系调换）

开　　本：710mm × 1000mm　1/16
印　　张：8　　　　　　　字　　数：160 千字
版　　次：2017 年 1 月第 1 版　印　　次：2021 年 6 月第 4 次印刷
书　　号：ISBN 978-7-5557-0314-3
定　　价：38.00 元

前　言

　　为什么收音机会发出声音？为什么飞机能在天上飞？为什么火车要在铁轨上前行？为什么照相机能拍照？最酷的科技武器有哪些？最先进的治疗仪器有哪些？航天飞机是怎么到达太空中的？机器人是怎么行动的？生活中有太多孩子们解释不了的为什么，因为我们的生活被高科技环绕着，高科技渗透到生活的方方面面。本书致力于增强孩子们的科技知识，提高学习科学技术的浓厚兴趣，用最浅显通俗的语言、最幽默风趣的插图，让小朋友们在哈哈一乐中轻松获得知识，真正理解高科技。全套图书内容丰富，涵盖面广，涉及航天、电子、军事、天文、医疗、生物等多个知识领域。全书以独特的视角，为孩子们营造了一个超级广阔的科技阅读空间。

　　让我们现在就出发，一起到科技的王国探秘吧！

目录

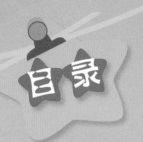

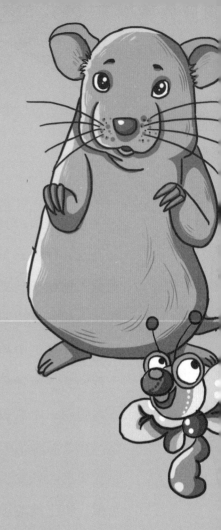

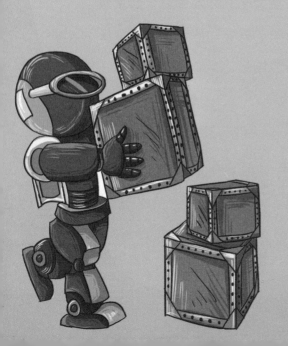

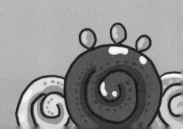

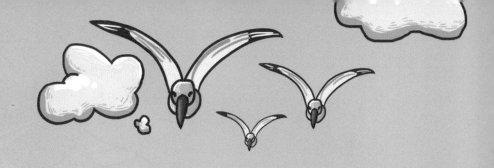

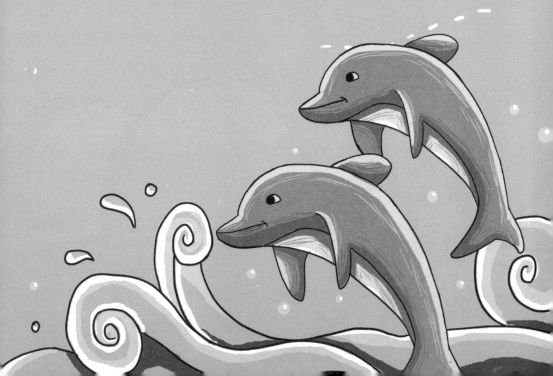

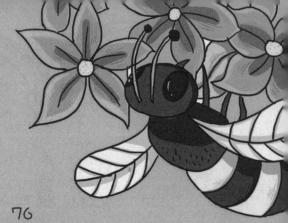

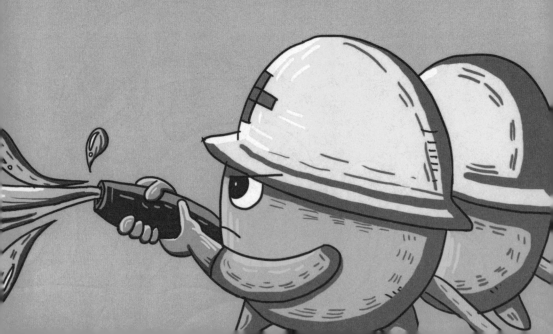

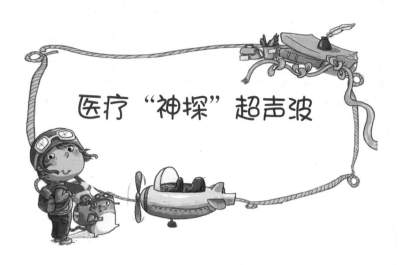

医疗"神探"超声波

在炎热的夏天，很多小朋友会在夜晚坐着小板凳，依偎在爸爸妈妈身旁，听他们讲故事。在听故事时，很多细心的小朋友发现，时常有蝙蝠在庭院里飞来飞去。我们知道，即使在有月光或星光的晚上，四周仍然会比较黑。要是没有电灯等照明工具，我们有时很难看清楚物体，或者分辨出方向。可是，小朋友，你有没有发现，蝙蝠却没有因此而迷失方向。

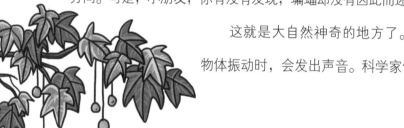

这就是大自然神奇的地方了。你知道吗？当物体振动时，会发出声音。科学家们将声源（正在

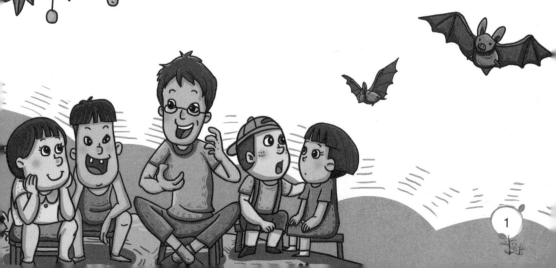

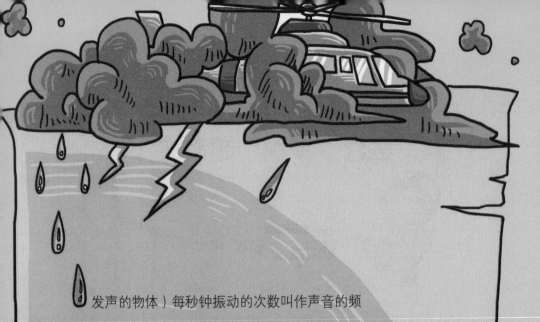

发声的物体）每秒钟振动的次数叫作声音的频

率，它的单位是赫兹。我们的耳朵能够听到的声

音频率为20～20000赫兹。当物体的振动频率低于或高于这

一范围时，我们便听不到它发出的声音了，这样的声波被称为

次声波和超声波。

现在就让我们来揭晓蝙蝠在夜晚不会迷路的原因吧。人的耳朵和动物

的耳朵有所不同，我们虽然听不到超声波，不少动物却有这样的本事，比

如蝙蝠，它们能发出2万～10万赫兹的超声波，并利用它来辨明方向，这

样，它们就不会迷路了。不仅如此，蝙蝠还可以利用超声波来避开危险物

或捕食，这是不是很神奇呢？

虽然我们不能像蝙蝠一样听到超声波，但是，我们可以利用这一原理

做很多事来造福人类。比如，飞机在天上飞的时候就是利用雷达来探测前

方路况，从而避开危险物，保证顺利飞行，而雷达就是利用蝙蝠与超声波

的原理来制造的。此外，利用超声波，我们还可以更好地为人们诊病，消除病痛，通常用于医学诊断的超声波频率为1~5兆赫。

医学上，超声波被用于检查身体，它的原理与声呐有一定的相似性，是将超声波发射到人体内，当超声波在人体内遇到界面障碍时会发生反射，并且在人体组织中很可能因为被吸收而衰减，就像太阳光遇到颗粒与尘埃会发生反射一样。由于人体各种组织的形态与结构有很大的不同，因此它们所反射超声波的程度也就不一样。医生们正是通过仪器所反映出的波形、曲线，或影像的特征来辨别它们，然后再结合一些专业的医学知识等，便可以诊断出所检查的器官是不是有病了。

医学上，人们利用超声波能够便捷而又准确地知晓人体中的某个部位是不是有病，这是不是很神奇呢？对于医学中的"神探"超声波，人类却

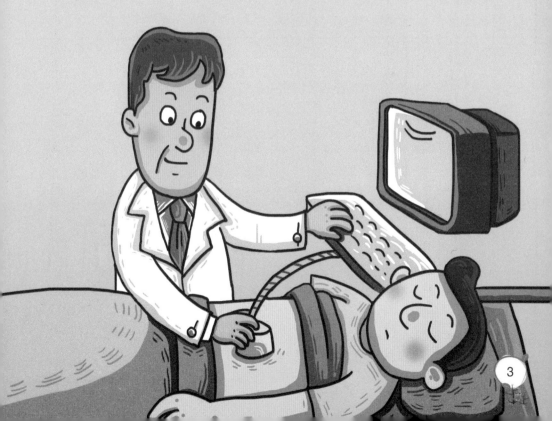

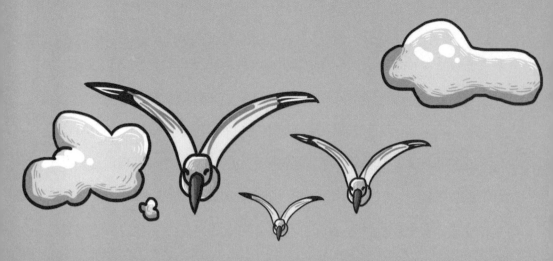

是很晚才开始进行研究，而等到能够利用其为人类造福，就更晚一些了。不过，迟到总比不到好。

一直以来，人们都没有通晓超声波的奥妙。直到第一次世界大战时，为战争所迫，人们不得不学会利用超声波，即利用声呐的原理来探测水中的目标及其状态，如潜艇的位置等，来辨明敌情。医学上，最早利用超声波是在1942年，由奥地利医生杜西克最先使用，他首次用超声波技术扫描脑部结构，开创了医学上使用超声波的先河。到了20世纪60年代，医生们才开始将超声波应用于腹部器官的检测，至此，超声波扫描技术逐渐成了现代医学不可缺少的检测手段。

超声波的使用与创新是人类史上的一大进步，也是世界医学史上的重大创新和发展，为保障人类的生命和健康创造了越来越好的条件。

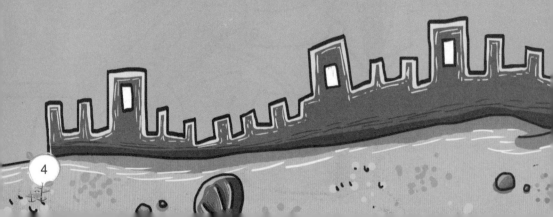

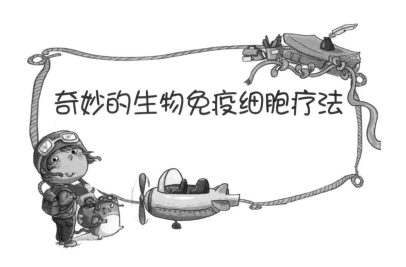

奇妙的生物免疫细胞疗法

爱游戏、爱玩耍是小朋友们的天性，你今天有没有和小朋友一起玩呢？如果有，你们又玩了什么游戏呢？

不用说，大家一起玩游戏时，一定很开心吧！不过，小朋友们在玩耍的过程中，很容易磕着、碰着，一不小心就受伤了，不仅爸爸妈妈会很担心，自己也会很疼的。

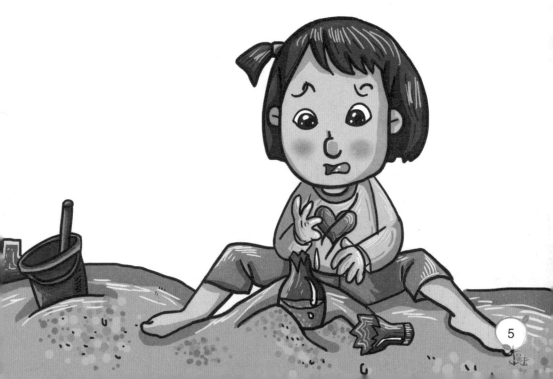

在擦伤或磕破之后，应该怎么办呢？别担心，在我们的身体内，有一种叫作血小板的物质，它会使受伤处的血液加快凝固，自动修复受伤的地方，使受伤的地方尽快复原。不过，尽管如此，小朋友们也应该及时清理受伤的地方，以防感染。

对有些小伤小痛，会有我们自身体内组织的帮助，但是，如果是大病，比如身体长了肿瘤或者出现了癌细胞等，又该怎么办呢？小朋友们同样不要太着急，船到桥头自然直，总会有办法的。这不，经过科学研究发现，有一种办法可以

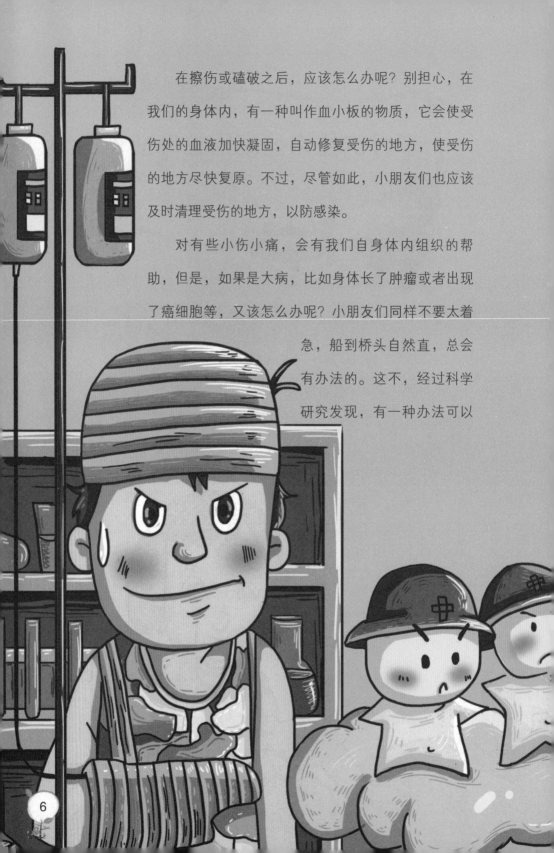

治疗这些疾病，这就是奇妙的生物免疫细胞疗法。

生物免疫细胞疗法，又称CIK/DC细胞免疫疗法，它是通过自体血液在体外分离、孵育、增殖、激活后，将活化的免疫细胞回输到体内，起到清除病毒的作用，并使人体源源不断地产生抗病毒的物质，最终达到彻底清除体内病毒、转为阴性不反跳的效果。

其实，体内的免疫细胞是人人都有的，而且都有抗病毒的能力，只是因为免疫功能低下，没有能力去攻击病毒才导致病毒在体内持续存在。而生物免疫细胞疗法在治疗疾病时，就是要在体外激活自身免疫细胞的抗病毒功能，利用这种复活的功能去清除体内的病毒，以重新获得健康。

现在，就让我们看看，这奇妙的生物免疫细胞疗法都具体运用在哪些疾病的治疗上吧。解放军肝病研究专家组经过多年的科技攻关，根据生物细胞学、分子免疫学以及经穴原理，成功研究出生物免疫DC细胞疗法，在诊治乙肝方面取得了重大突破。它是根据人体感染乙肝病毒后慢性化的发生机理而设计的，在体外通过生物免疫学方法获得功能完全正常的树突状细胞，将其回输后可以让病人的免疫系统恢复对乙肝病毒的免疫识别，重新启动抗乙肝免疫反应，从而产生针对乙肝病毒的特异性的抗体和特异性的细胞毒性T淋巴细胞，来对抗进而清除病毒，使慢性乙肝病毒感染者获得健康，重拾快乐。生物免疫细胞疗法治疗肝病是通过体外激活自身免疫细胞的抗乙肝病毒的功能实现的，利用这种自身细胞去清除和消灭乙肝病毒，不会增加肝脏的负担，不伤肝、不伤肾，而且操作简单、安全。

　　科学技术的确是很神奇的东西吧？不过，人体更是一个神奇而且充满奥妙的生物体，这奇妙的生物免疫细胞疗法就是使用先进的医学技术并配合人体自身的功能才得以发挥作用的。放眼望去，科学技术正在被医学家或生物学家们广泛使用于治疗疾病，这是多么美好而有意义的事情啊！

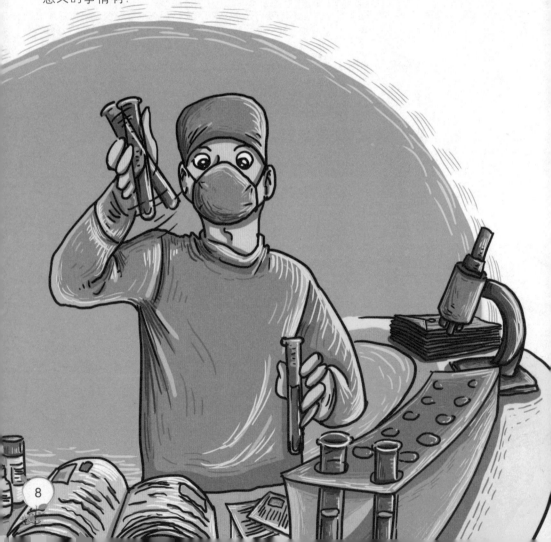

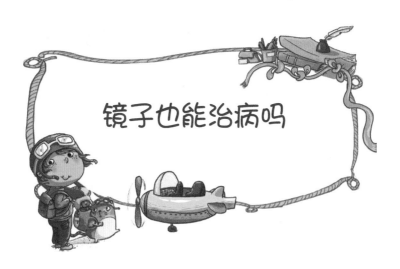

镜子也能治病吗

每天早晨醒来后，你做的第一件事是什么？大家的答案应该都不一样吧！有的小朋友每天早晨起床后，第一件事就是找妈妈；有的小朋友可能会乖乖地自己穿好衣服，收拾干净；有的小朋友可能是个小懒虫，赖在床上不起……哇，小朋友们每天早晨起床后做的第一件事真是各不相同啊！

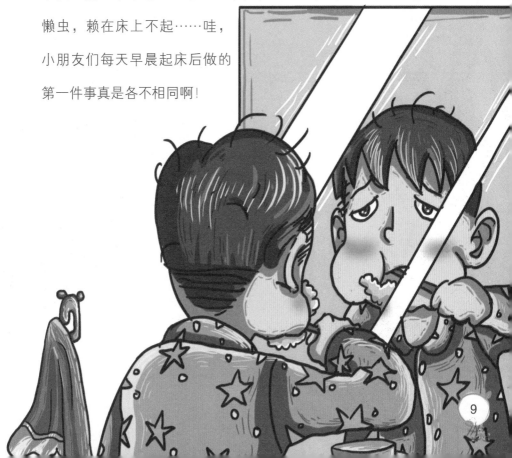

不过，小朋友们，有一件事几乎是每个人每天都会去做的，不论大人还是小孩儿，你们猜猜是什么事呢？

猜对了，照镜子。

漂亮的小女生们最喜欢照镜子了，每天都会时不时地照一下，看看自己的头发有没有被弄乱，头上别着的发卡好不好看，小脸上有没有脏东西……显然，镜子可以告诉我们自己的穿着或仪表等是否好看得体。小朋友们，请你们想一想，镜子除了这个功能，还有什么作用呢？

唐太宗时，有一个很有名的大臣，名叫魏征，是一个很正直的

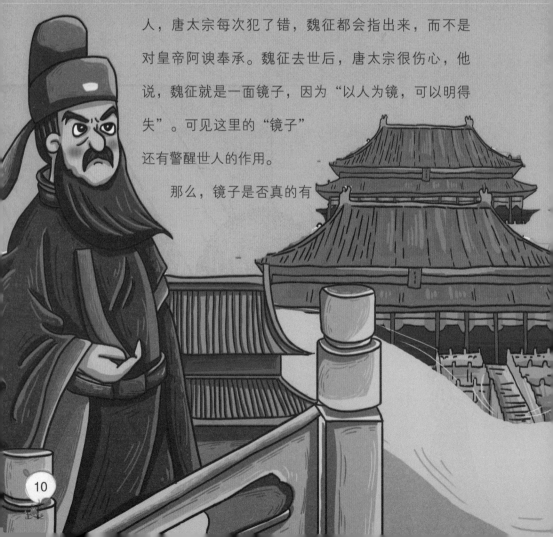

人，唐太宗每次犯了错，魏征都会指出来，而不是对皇帝阿谀奉承。魏征去世后，唐太宗很伤心，他说，魏征就是一面镜子，因为"以人为镜，可以明得失"。可见这里的"镜子"还有警醒世人的作用。

那么，镜子是否真的有

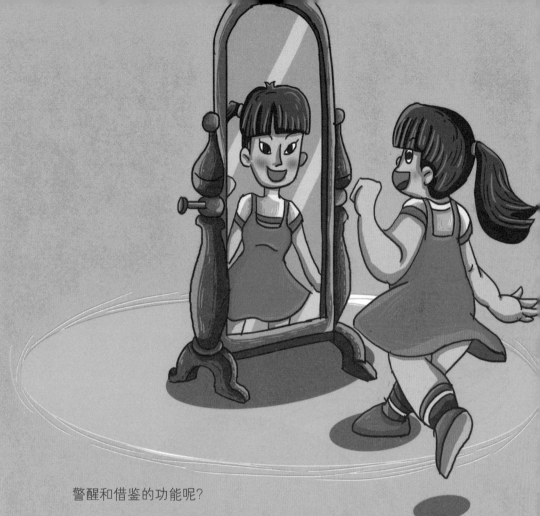

警醒和借鉴的功能呢?

　　这是一个见证奇迹的时刻,使用我们日常生活中随处可见、随时会用的镜子,通过对照、借鉴动作的过程,竟然可以治病,小朋友们,你们相信吗?

　　镜子也能治病吗?答案是,能!这并不是天方夜谭,也不是说笑。据国外报道,美国的研究者发现,采用所谓的"镜子疗法",能改善中风病人的肢体活动情况,有助于他们患肢的康复。这是不是很神奇呢?

　　镜子疗法是让中风病人坐在镜子前,把健康完好的手臂或健

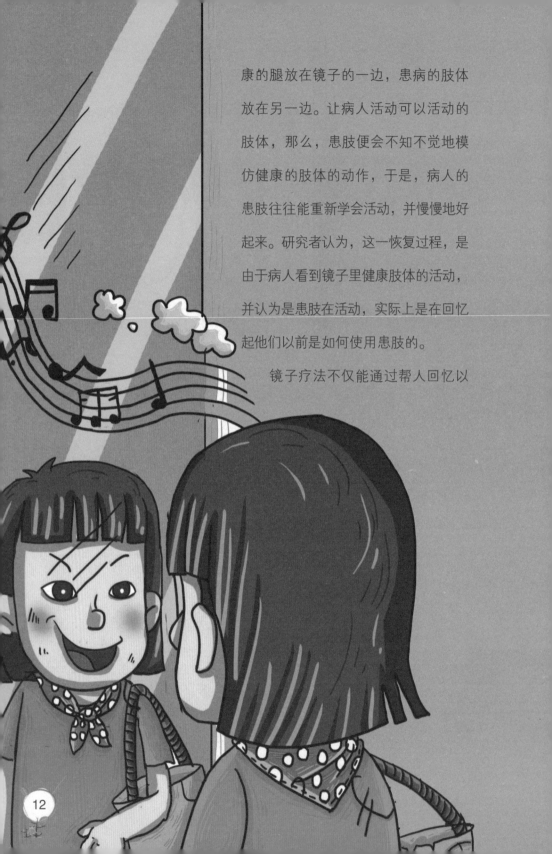

康的腿放在镜子的一边，患病的肢体放在另一边。让病人活动可以活动的肢体，那么，患肢便会不知不觉地模仿健康的肢体的动作，于是，病人的患肢往往能重新学会活动，并慢慢地好起来。研究者认为，这一恢复过程，是由于病人看到镜子里健康肢体的活动，并认为是患肢在活动，实际上是在回忆起他们以前是如何使用患肢的。

　　镜子疗法不仅能通过帮人回忆以

前的情况来治疗，还有一种心理暗示的作用，使病人们觉得自己其实是健康的，没有什么大病，给自己鼓励，让自己重新恢复信心，对抗病魔。

美国的研究者观察了数十例病人，都是中风后六个月、情绪稳定的人，研究结果表明，被用镜子疗法治疗的那组病人的治疗成效明显优于用其他疗法的人。研究者说，镜子疗法是一类"被动"的疗法，可能会使大脑皮质的某些区域被广泛激活，有利于病人患肢恢复行动。而且，事实证明，镜子疗法是相对于其他疗法来说更为便宜的，并且没有其他创伤，操作简单便捷。

温馨提示，使用镜子疗法最好在专业人士的指导和保护下实施，以保证安全，切忌操之过急哟！

原来，日常生活中那么普通的镜子竟然有这样神奇的作用！其实，只要能够合理有效地使用物体，再加上足够的科技知识，大家都可以化腐朽为神奇，让那些看似普通，实际上却可以大用特用的东西，比如镜子，发挥出它们最大的功效，帮助人们过上更好的生活！

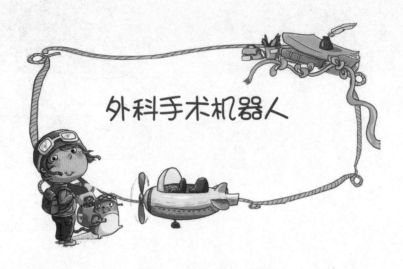

外科手术机器人

你喜欢看动画片吗？相信大多数小朋友都喜欢动画片吧。那么，大家应该对哆啦A梦都很熟悉，你喜欢它吗？

大家都知道，哆啦A梦是一只机器猫，是大雄的好朋友，它有一个神奇的口袋，能在大雄需要的时候变出很多很多神奇的东西，比如，"会飞的竹蜻蜓"、"神奇的任意门"、"记忆

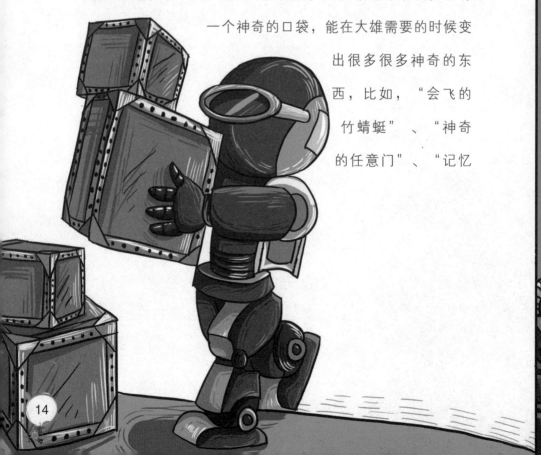

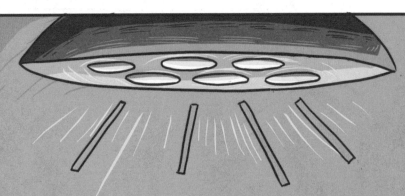

面包"……小朋友们是不是很羡慕大雄有这么一个好朋友呢？是否又会幻想与憧憬着，要是有一天，自己也有一个既能陪伴自己又拥有一个神奇的口袋的哆啦A梦呢？

其实，依靠现在的科学技术，制造一个机器人已经不再是天方夜谭了，人类完全有这个能力。但是，要制造出跟哆啦A梦一样的机器猫还是不行的。不过，我们的科学家们也是充满了想象力与创造力的，创造出了很多伟大的发明，其中之一就是神奇的外科手术机器人。

小朋友们都知道，白衣天使——可爱的医生们每天都在忙碌着，行医治病，致力于帮病人解除痛楚。外科医生经常

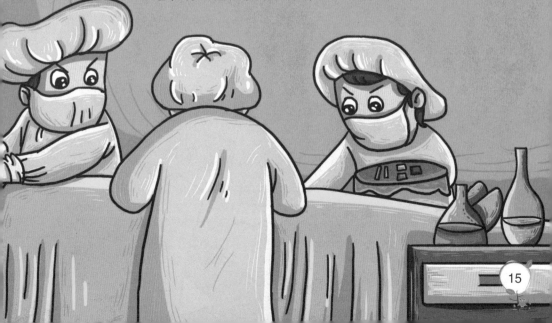

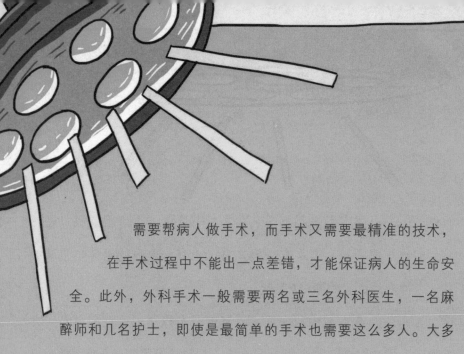

需要帮病人做手术，而手术又需要最精准的技术，在手术过程中不能出一点差错，才能保证病人的生命安全。此外，外科手术一般需要两名或三名外科医生，一名麻醉师和几名护士，即使是最简单的手术也需要这么多人。大多数的外科手术往往需要将近十人在手术室里帮忙或协助。一旦发生紧急情况或出现事故，受伤人员数量增加时，医护人员不够，就是一个大麻烦。外科手术机器人的发明和使用，将会最大限度地减少

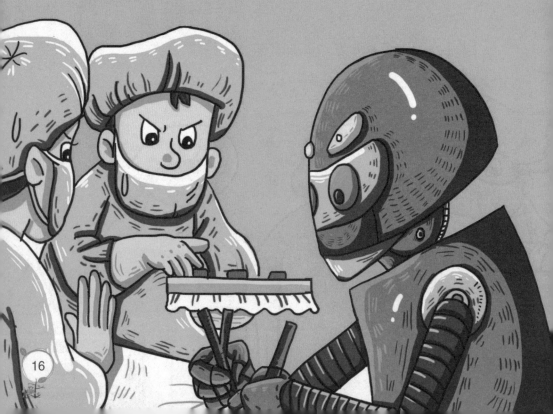

操作人员，让医护人员得到最合理的使用，使更多的病人及时得到救治。

第一代手术机器人已经被用于世界各地的许多手术室中。这些机器人并不是真正意义上的自动化机器人，不能自动进行手术，而是需要人员使用或输入命令操控，但是它们对外科手术提供了大量的机械化帮助。这些外科手术机器人的控制方法是远程控制和语音启动，这是很神奇的，对不对？

小朋友们，针对目前的科学技术来说，机器人在没有人参与的情况下自己进行手术的局面暂时还不会出现。但是，随着科技和人工智能的发展，机器人独立完成手术指日可待。

之所以将机器人用于医疗，是因为在微创手术中，它们可以实现对外科仪器前所未有的精确控制。另一方面，有些外科手术需要进行很长时间，使用外科手术机器人可以帮医生节省体力。在漫长的手术过程中，外科医生会很疲惫，可能会导致手的颤动，即使最稳定的人手也比不上手术机器人的手臂。所以，外科手术机器人可以保证手术准确、顺利地进行。

越来越高的技术可以改善外科手术机器人的水准，为外科手术的人员精简、手术精确等提供保证，为大家的健康、安全添一份保险。外科手术机器人不也是我们人类的好朋友和守护神吗？

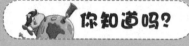
三种外科手术机器人

对于外科手术机器人的神奇,你们还想了解更多吗?让我们来看一下最新研发的三种外科手术机器人。

首先是达·芬奇手术系统,它可以使外科医生到达肉眼看不到的外科手术点,这样就可以比传统的外科手术更精确。另一个即将被FDA批准的机器人系统是ZEUS系统,它有一个计算机工作站、一个视频显示器和控制手柄,用于移动手术台上安装的手术仪器。ZEUS系统目前在美国只被批准用于医疗试验,而德国医生已经使用此系统进行了冠心病搭桥手术。而AESOP比达·芬奇系统和ZEUS系统要简单得多。AESOP基本上只是一个机械臂,用于帮助医生定位内窥镜——一种插入病人体内的外科照相机,脚踏板或声音软件用于医生定位照相机,这就可以让医生腾出手来进行手术。

"神经臂"

加拿大卡尔加利大学日前宣布,该校的外科专家加内特·萨瑟兰德博士带领的研究小组与研制航天飞机机械手的MDA公司合作,研制出一种名为"神经臂"的外科手术机器人系统。有关专家认为,该系统将为外科手术带来变革,从而使显微手术产生革命性的突破。

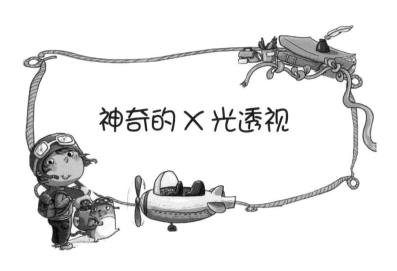

神奇的 X 光透视

　　《西游记》是中国古代四大名著之一，它伴随着一代又一代人的成长，经久不衰。书里面刻画的人物个个鲜活生动，你最喜欢《西游记》中的哪个人物呢？是善良却又有点迂腐的师傅唐僧，还是疾恶如仇的孙悟空？是憨厚而又缺点多多的猪八戒，还是老实忠厚的沙僧？

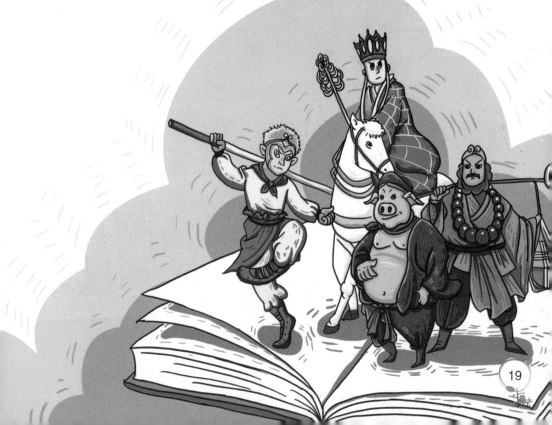

不管你喜欢哪个角色，孙悟空这个角色你都应该很熟悉吧？

猴哥的本事可大着呢，还记得他的火眼金睛吗？那是当年他因为大闹天宫，被抓住后扔进了太上老君的炼丹炉里，最后他没被炼成仙丹，却因祸得福，炼就了一双火眼金睛，能识破妖怪的变化诡计。

小朋友们是不是很羡慕、很好奇猴哥的火眼金睛呢？

其实，在现实生活中也存在着这种神奇的事情，那就是——神奇的X光透视！

事实上，X光透视并不是能透视所有的物体，那些所谓的什么都可以透视的透视机的说法，是违背科学原理的，请小朋友们记住，那一定是虚假的产品。X光透视机是通过

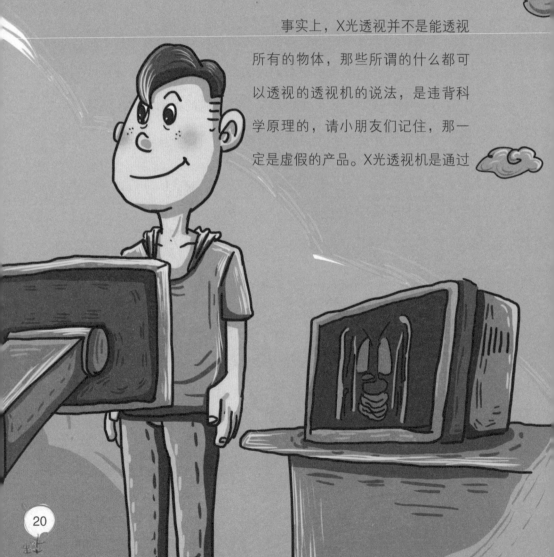

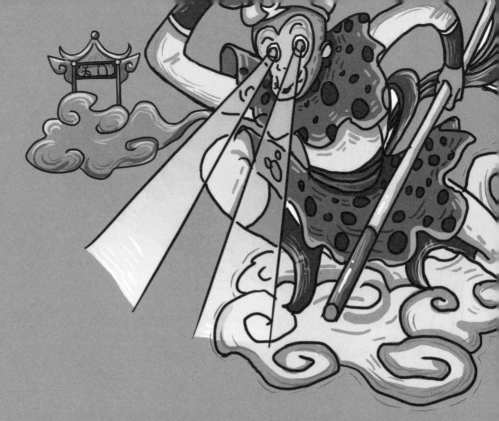

X射线对物体进行透视，大型的设备多是用于医疗方面，为病人进行诊病的，比如骨科透视、牙科透视等。

孙悟空的火眼金睛可以看出妖精的本来面目，那么请小朋友们猜猜，神奇的X光透视机又可以看穿或透视哪些东西呢？

X射线透视机器可以穿透的物体很多，例如木头、陶瓷、人体骨骼、竹制品、塑料、衣物等物品，以及玻璃、纸张、薄金属等介质。透视机透视不同的物体后生成图像,例如，用透视机透视陶瓷中的塑料的原理是：由于陶瓷和塑料这两种介质的密度是不一样的，所以透视出的画面上，陶瓷和塑料对应的颜色深浅不同，一般密度越高的区域颜色越深。所以，我们利用这种原理就可以对陶瓷进行透视和解析，很厉害吧？

更神奇的是，透视机还可以应用于医学诊断，来帮助病人解除痛苦。它在医学上的应用主要是依据X射线的穿透作用、差别吸收、感光作用和荧光作用。在本质上，它的原理和透视陶瓷是一样的：当X射线穿过人体时，由于人体不同组织的构造也不一样，比如有骨骼和肌肉等的差别，X射线会受到不同程度的吸收，那么，通过人体的X射线的量就会大不相同，这样便会反映出人体各部分组织的密度分布，从而在特殊的机器上显示出不同密度的阴影。接着，我们在已经掌握的医学知识的基础上，根据阴影的色彩、浓淡等的对比，再结合临床表现、化验结果和病理诊断，就可以判断人体的某些部位是否正常。怎么样，透视机在医学上的作用很大吧？

你们知道吗？据了解，X射线诊断技术，即所谓的神奇的X光透视，是世界上最早应用的一种不用伤害人体的内脏检查技术。迄今为止，这项技术仍旧是很常见又很有效的检测手段和方法。

可见光与不可见光

X射线是一种不可见光，从原理上说，它与红外线、紫外线、微波等同属于光谱内的色散，虽然它们的波长不同，但被统称为光学频谱，即它们是通过棱镜散开颜色得到的不同频率的光。光也可以分为可见光和不可见光。可见光就是我们日常生活中见到的各种颜色的光，比如可见的阳光、手电筒照射发出的光、萤火虫的光等；不可见光例如电视遥控器发出的红外线、太阳光中的紫外线、微波炉中的微波、X光机拍片使用的X射线等。

X透视机

发射X射线的装置为X光透视机，这种机器的主机由发射端和接收端组成，发射端发射X光射线，X光射线穿透物体后，由接收端接收并且处理成图像，这就是透视物体的原理。

事实证明，只要你懂得利用科学，想要学会透视并不是不可能的事。

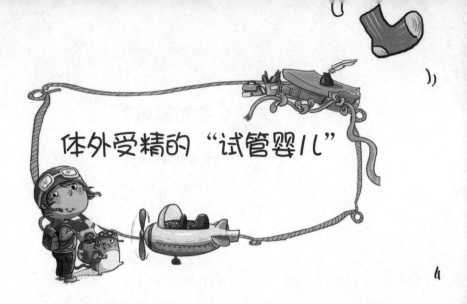

体外受精的"试管婴儿"

"月儿明，风儿静，树叶儿遮窗棂。蛐蛐儿，叫铮铮，好比那琴弦声。琴声儿轻，调儿动听，摇篮轻摆动啊，娘的宝宝闭上眼睛，睡了那个，睡在梦中，……"

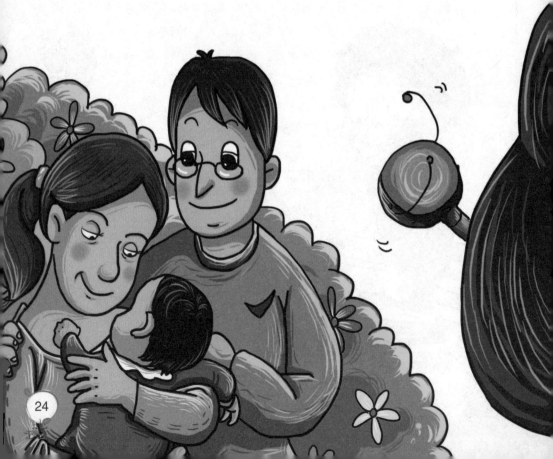

一首摇篮曲，唱出了母亲对宝宝深深的爱。小朋友，你小的时候，你的妈妈是不是也会哼着摇篮曲哄你睡觉呢？会不会给你讲讲那些有趣的故事呢？

小朋友们，每个妈妈都很爱孩子，她们每天都在努力而用心地照顾着孩子们，对孩子们倾注了所有的母爱。

可是，小朋友们，你们知道吗，有些阿姨不能生宝宝，那么，她们就不能收获做妈妈的喜悦了，还会很孤单，因为没有孩子在她们身边，很冷清。大家不妨想一想，当我们的妈妈看不到我们了，她们得多伤心啊！

看到这里，你是不是在为那些不能当妈妈的阿姨感到遗憾呢？不用着急，因为科学技术总是会在人们需

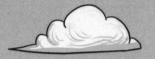

要帮助的时候，适时地伸出援手。

猜一猜，怎样依靠科学技术解决这个问题呢？

其实，有些和你们一样的小朋友是那些妈妈们体外受精生出来的，这又是怎么回事呢？

体外受精是指把哺乳动物的精子和卵子放在一起，在体外培养，使之在严格的实验室条件下发育成胚胎。因为这种受精过程是在人的体外由人工控制完成的，所以被称为"体外受精"。

为了帮助那些不能生宝宝的阿姨们完成做妈妈的梦想，医生、生物学家通过努力，掌握了体外受精的技术。他们先采取一定的措施获得受精卵，然后再将受精卵放入阿姨们——那些未来妈妈们的子宫里发育成为胎儿。使用这种技术生下来的宝宝，就被称为"试管婴儿"。虽然这些宝宝是通过科学技术才来到这个世界上的，但是，他们被生下来后，就和我们大家一样了，一样正常、健康。

体外受精技术在20世纪50年代首次成功实施，在最近几十年发展迅速，现在该技术已经日趋成熟，成

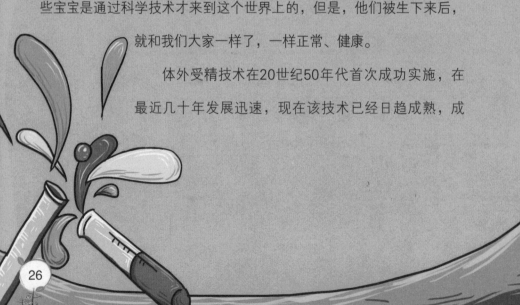

为了一项重要而常规的动物繁殖技术，在哺乳动物的胚胎移植、克隆、转基因等方面起到了重大的作用。

体外受精技术最初是由英国的产科医生帕特里克·斯特普托和生物学家罗伯特·爱德华兹合作研究成功的，这项技术在世界科学界引起了巨大的轰动。

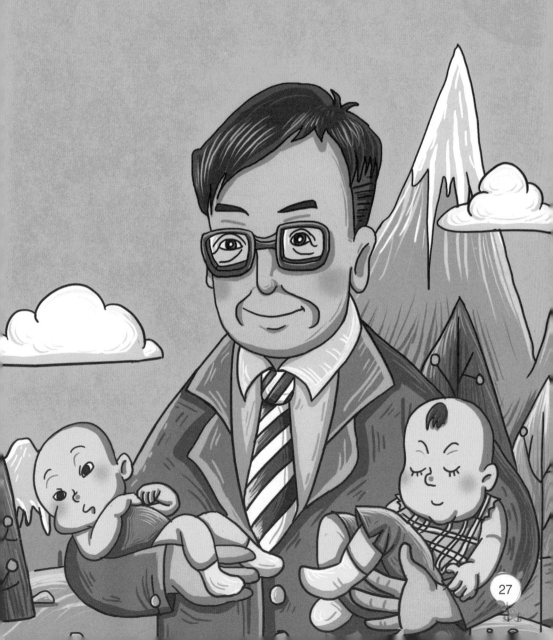

1978年7月25日，地球上第一位试管婴儿在英国的奥尔德姆市医院诞生，她的名字叫路易丝·布朗。

．．．．．．

此后这项技术发展迅速，到了1981年，已经扩展到了10多个国家。目前，世界各地的试管婴儿已经有数千名之多，这一技术的发展为治疗不孕不育开辟了一条新的道路。

"试管婴儿"的诞生无疑是人类生殖技术史上的一大创举，它给了那些不能生宝宝的阿姨一个做妈妈的机会，让她们也能感受到做妈妈的苦与乐。

在我国，已经有几所医学院开始了对体外受精的试管婴儿的研究。1987年，北京医学院成功地孕育出了中国历史上第一个试管婴儿。

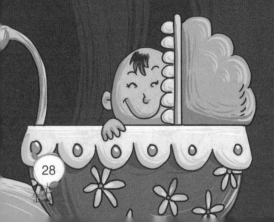

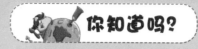
你知道吗？

"试管"小兔子

试管婴儿的研究需要漫长的时间，早在20世纪40年代，很多科学家就已经着手研究这项技术了。他们先在动物的身上进行实验。1959年，美籍华人生物学家张民觉用小兔子做实验，把兔子交配后回收的精子和卵子在体外进行受精结合，并把受精卵成功地移植到其他兔子的输卵管内，借腹怀胎，最后其他兔子顺利生产了正常的小兔宝宝。张民觉的实验为后来试管婴儿的研究提供了很好的参考。

八胞胎"试管婴儿"

广州的一个富商结婚很久了还没有孩子，因为很想有一个孩子，所以在2010年初，夫妻二人借助试管婴儿技术孕育了8个胚胎。按照目前的医学统计，试管婴儿的成功率大概只有30%左右，这对夫妇在尝试试管婴儿时为了保险起见，一次性做了8个胚胎，没想到这次的试管婴儿全都成功发育，他们于2011年12月一共生下了4男4女八胞胎。

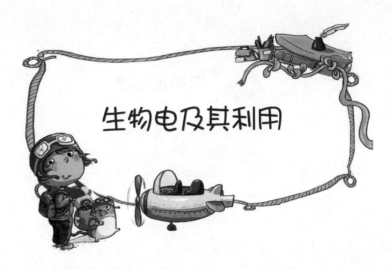

生物电及其利用

冬天来了，天气变得寒冷，小朋友们，下雪时，你们是不是很淘气地不顾爸爸妈妈的劝阻和担心，非要兴高采烈地在雪地里玩耍呢？玩耍固然是件高兴的事，可是，要是不小心冻着了，那可就得不偿失了。

冬天在外面玩耍时，手冷了，你会怎么做呢？有的小朋友会使劲儿搓搓手，这样慢慢地就

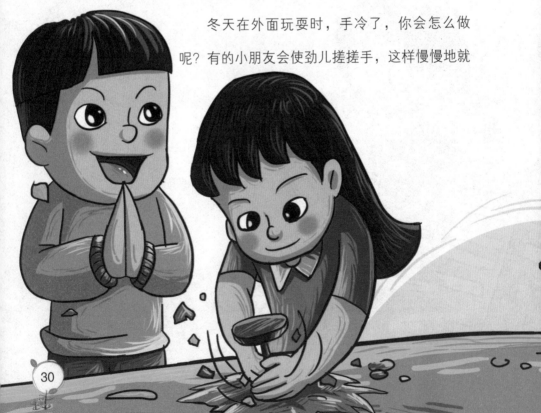

感受到手的温度在上升，不再那么冷了。你知道这是怎么回事吗？

我们可以做一个小小的游戏，来看一看大自然的神奇。首先，我们要准备好一块毛皮和一根金属棒，再准备一些撕碎了的小纸屑放在边上，然后用毛皮使劲儿地擦金属棒，擦一会儿之后，再用金属棒被擦的那一部分去碰碰小纸屑。你们猜，会出现什么样的情况呢？没错，小纸屑会被吸附在金属棒上。操作比较熟练的小朋友，还可以让小纸屑随着金属棒的摇摆而跳舞呢！

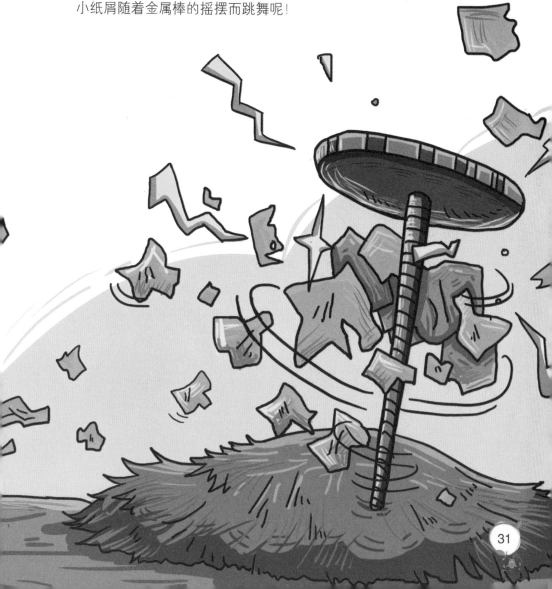

那么，你们知道，为什么会出现这奇妙的一幕吗？其实这就是生物电的奥妙所在了。冬天手冷的时候，用双手相互使劲儿来回地搓，就会产生电和热，从而使手温暖起来；而用毛皮去擦金属棒，会使金属棒上产生更多的电荷，来吸引小纸屑。

其实，我们现代化家庭的生活几乎离不开电，比如，电话、电视、电扇、电冰箱等日常的家用电器离开了电，都无法正常工作。

可是，小朋友们，你们知道吗？除了摩擦可以生成电流，人体也与电有着密不可分的联系哦！

人体本身就是一个导体，可以导电，但是，这指的是让电流经过我们的身体，并不是指自身的电流。其实，我们自身也是"带电"的。

大家都知道，人体是由很多细胞构成的，细胞是构成生物有机体的最基本的单位。从电学的角度来考虑，细胞就是一个生物电的基本单位，它们是一台台"微型的发电机"。这是因为，一个活细胞，无论它所处的状态是静止的，还是活跃的，都在不断地发生着电荷的变化，科学家们将这种现象称为"生物电现象"。

更奇妙的是，人体内的细胞由于生命活动，会受到内外环境的刺激，并做出相应的反应。在医学上，医生可以根据细胞的某些变化，用精密的仪器测量出相关数据。

生物电被运用于医学上，最直接的应用便是一种仪器——"心电描记器"。它是利用生物电的仪器的一种，用于检查人的心脏是不是健康。这种仪器可以针对人体的特定部位记录下心肌电位改变所产生的波形图像，即我们所

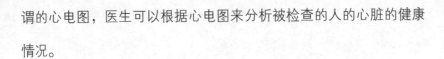

谓的心电图，医生可以根据心电图来分析被检查的人的心脏的健康情况。

同理可有，人类的大脑也和心脏一样，能产生电流，因此，如果要检查人类的脑部，也可以用与检查心脏类似的原理去检查：医生们在病人的头部使用描记器，根据通过大脑的生物电波的活动所记录下来的脑电图，可以帮助医生判断病人脑部的具体情况。

在日常生活中，存在着很多奇妙的现象，就比如这次所说的生物电，它不仅能在生活中出现，还可以把它的原理应用到医学中对身体的检查上，这是有益于全人类的一项医学技术。所以，小朋友们，我们要懂得仔细观察生活，仔细观察身边的事物，善待我们的世界，你会发现，一切都是那么美好。

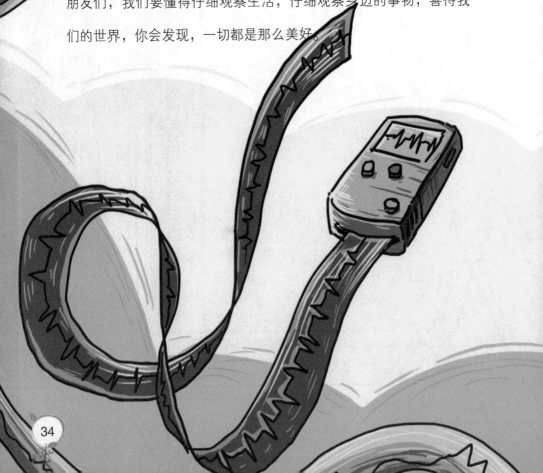

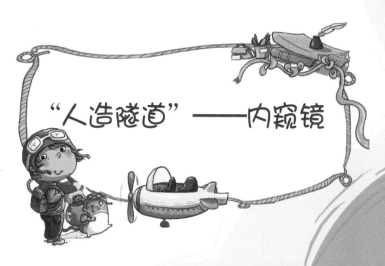

"人造隧道"——内窥镜

　　小朋友们，你们知道吗？在你们还是小宝宝的时候，很喜欢看见什么就往嘴里塞，不管那东西能吃还是不能吃。这样，爸爸妈妈一不留神，说不定你们就被卡着嗓子了，爸爸妈妈又不知道是什么东西，只能干着急。要是有一种仪器，可以让我们看到身体内部的情况，就能知道是什么东西卡到你们的嗓子，就好对症下药了。

可喜的是，这种想法早就被我们伟大的科学家们变成现实了，他们发明了神奇的"人造隧道"——内窥镜。

内窥镜是一种很小的医学仪器，主要由光导纤维束和一个探头组成。内窥镜的体积很小，所以探测人体内部很方便。有了内窥镜的帮忙，医生就可以观察甚至是拍摄人体内部器官的情况了。如果小朋友们不小心吞了什么东西，医生们能很轻易地解决：先用内窥镜去观察，再在它的引导下把东西取出来，迅速又方便，说不定还可以避免做手术。

内窥镜早在20世纪50年代后期就问世了，并且被应用于临床医学。随着时间的推移和电子学的发展，在20世纪80年代，内窥镜又向前发展了一大步，经过改进的内窥镜可以应用光敏集成电路摄像系统，不但影像质量好、光亮度强，而且图像大，可以更仔细地检查人体内部。小朋友们，你们说，内窥镜是不是很像一个"人造隧道"，引导医生直接检查人体内部的病痛呢？

内窥镜可以被用来直接观察人体内部器官的变化，判断有无疾病，这大大提高了疾病早期检出率。除此之外，内窥镜还有一个很好的作用，那就是被用于治疗疾病。

内窥镜的神奇之处便显现出来了：仪器的下局部可以用来止血，见效比较快，这可以避免医生在手术时止血的复杂过程，减少了病人的痛苦。小朋友们，大家想一想，病人生病了，做手术的过程是很痛苦的，如果可以简化手术，而又能达到同样甚至更好的手术效果，这是不是很值得我们去研究呢？此外，内窥镜激光治疗还可以应用于消化道疾病，如出血肿瘤等。

人们坐火车时，经常会遇到下面这种情况：当火车行驶到一半的时候，会有一小段时间窗外一片漆黑，让人觉得外面的世界没有一点光亮，其实这是因为火车进隧道了；地铁则是人类在地下开辟的一种通道。这些隧道让人类的交通变得更加便捷、更加畅通。内窥镜就像是医学上的"人造隧道"，让人们在生病的时候，可以通过这条"隧道"，更清楚地了解体内的状况，更好地去研究、治疗。

生活中的很多事物在医学、科学等方面都可以得到融会贯通，科学上有很多原理、仪器或成果，都与生活中的现象有类似的地方。小朋友，你知道哪些呢？不妨现在就找找看吧！

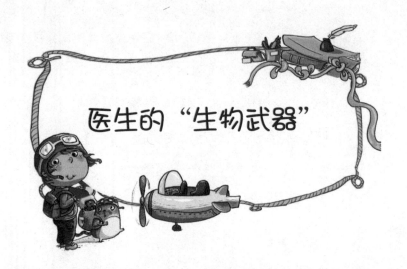

医生的"生物武器"

小朋友们，你们有没有打过架呀？如果打过架，你又是和谁打的架呢？在生活中，每个人小时候都打过架，现在长大了，有的人还跟别人打架呢。

打架的时候，你用的什么武器呢？是像孙悟空一样拿着如意金箍棒，还是像猪八戒一样拿着九齿钉耙？或者和电视里的英雄人物一样，赤手空拳，勇敢地搏斗？

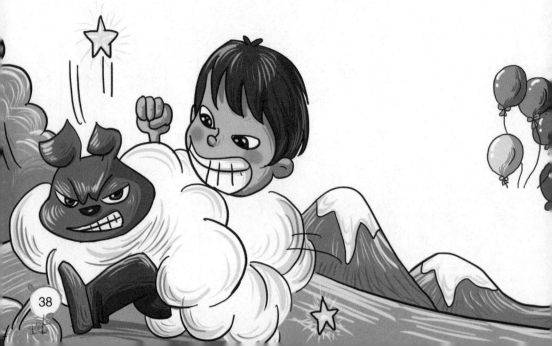

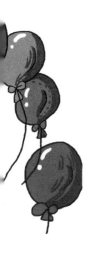

　　小朋友们，记住，虽然很多小朋友都打过架，但是，打架是错误的行为。要记住，与人打架是匹夫之勇，我们要戒骄戒躁，心平气和地与人友好相处。

　　小朋友们，你们知道吗？医生们也是会"打架"的呢！其实，医生们不是真正的打架，而是为了病人们的健康，在与"死神"打架。那么，医生们都是用什么武器来和人们都很害怕的对手——"死神"对抗的呢？

　　好了，现在，我就告诉你们吧，医生用的是他们的"生物武器"。提到生物武器，人们一般想到的是"细菌战"，即所谓的用病菌或细菌产生的毒素来伤害生物的战争。但是，医生的"生物武器"不是这样的，它是指用当代分子生物学、细胞学、免疫学等理

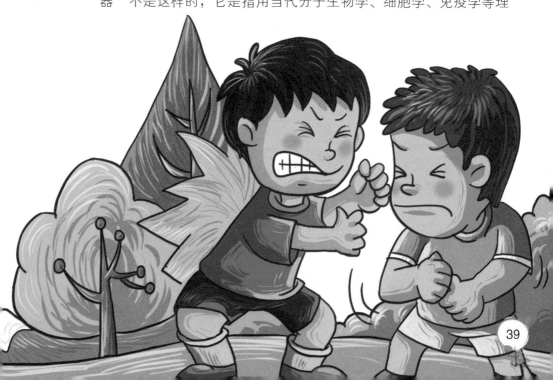

论与技术所建立起来的用于疾病诊断和治疗的最新手段方法。这些技术和手段代表了医学发展的新水平以及今后发展的新方向之一。

在"生物武器"中，有一种武器叫作"生物导弹"。小朋友们，你们应该听说过导弹吧？导弹是一种依靠系统控制的、能十分准确地击中要摧毁的目标的武器。医学上，"生物导弹"则是可以治疗疾病，尤其是癌症的，也被人们称为"单克隆抗体"。

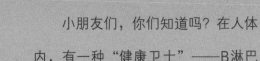

小朋友们，你们知道吗？在人体内，有一种"健康卫士"——B淋巴

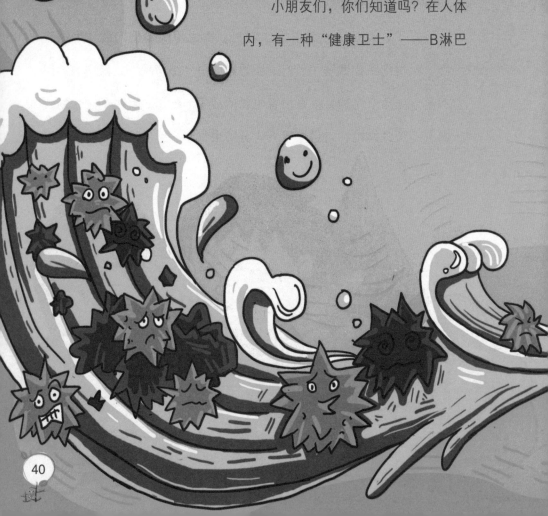

细胞，当外来的细菌、病毒等异性物体侵入身体的时候，这种细胞就会立刻产生一种抗体，来对抗这些细菌和病毒。因为单克隆抗体是针对某一指定的细菌或某一特殊癌细胞产生的，因此它就会像"导弹"一样只击打预定的目标，而不会伤害其他细胞，所以，它又被称为"生物导弹"。

当然，坏家伙总是诡计多端的，细菌或病毒等坏家伙有时会发生变异，就像孙悟空的七十二变，让单克隆抗体不再认识它们，这样，单克隆抗体也就找不到它的攻击目标，坏家伙就成了漏网之鱼了。面对这种情况，我们的医学家、生物学家们还需要长期不懈地努力，争取早日克服这些困难和烦恼。

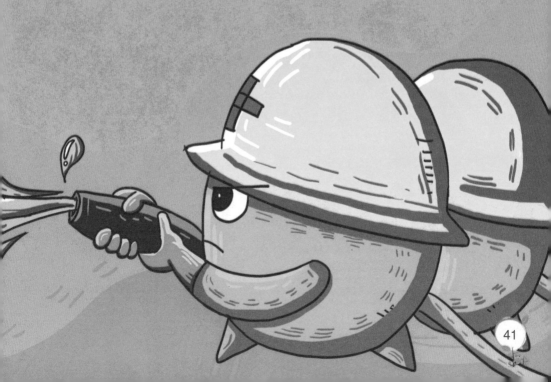

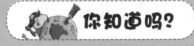

你知道吗？

杂交细胞

面对癌细胞的强大攻势，科学家们想出来一个办法，就是"细胞杂交"。和杂交水稻的原理类似，顾名思义，就是把两种不同的细胞融合在一起，组成一种新的细胞。为了制造特殊的抗体来对付特殊的癌细胞，科学家们把B淋巴细胞和一种癌细胞融合在一起，产生一种"杂交细胞"，它一方面拥有B淋巴细胞的单一抗体性，专门抗击预定的目标；另一方面又有癌细胞不断繁殖的特性，这样就可以更好地为人体抗击病魔服务了。

三效合一的"生物武器"

"生物武器"其实就是利用细胞、病毒等生物来以暴制暴，用细胞杀死病菌等的方式来恢复人体的健康，使人们更加幸福、快乐地生活在一起。如果我们把单克隆抗体和抗癌药物、毒素等结合在一起，然后在人体中使用这种结合，那么三效合一的作用便会显露无疑，追踪定位的、对抗打架的、指路引导的、同心协力把"反抗"的病菌一举歼灭，人体内部又恢复了和平。

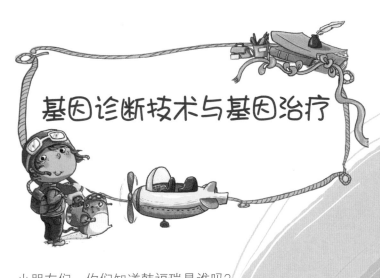

基因诊断技术与基因治疗

小朋友们，你们知道韩福瑞是谁吗?

韩福瑞是一个美国人，他曾在1963年～1969年任美国副总统。

1967年的一天，韩福瑞感觉身体很不舒服，并发现小便中有血液。于是，他就到医院去检查身体。

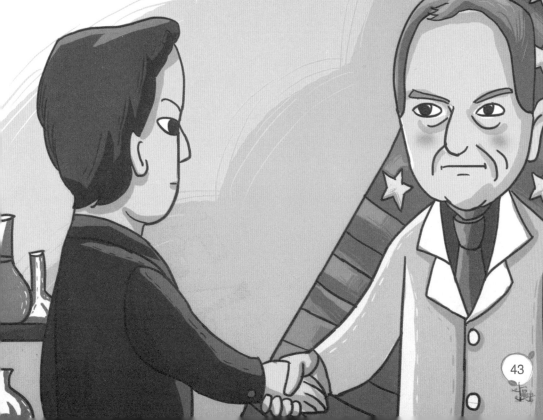

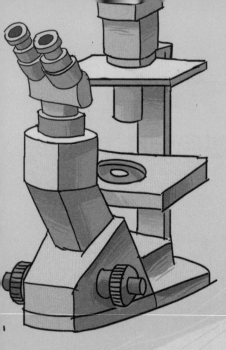

在医院里，医生用膀胱镜为他进行了检查，认为韩福瑞的身体没有太大的毛病，诊断为"慢性增生性膀胱炎"，而不是癌症。

不幸的是，十年后韩福瑞再次检查的时候，被确诊为"浸润性膀胱癌"，也就是说已经到了癌症晚期，韩福瑞最终不治，与世长辞了。

韩福瑞去世十几年后，美国新一代的医生将韩福瑞当年的尿细胞样本、活组织标本以及手术后的肿瘤标本用一种最新的技术进行检查，竟然发现，这些标本中都存在着一种P基因的突变。这证实了一件事，就是韩福瑞早在第一次检查身体的时候，就已经得了癌症——膀胱癌。

那么，为什么在1967年，韩福瑞第一次检查的时候，却没有检查出身体已经出了毛病呢？如果在第一次检查的时候能检查出来，就可以积极采取措施诊治，早期的癌症相对比较好治，韩福瑞也就不会那么快去世了。不是因为当年的那些医生不尽心，也不是因为他们的医术不好，而是因为在那时还没有一种先进的技术——"聚合酶链反应（简称PCR）"技术。

在人体内的细胞中，至少存在着两种与癌症发生和发展密切相关的脱氧核糖核酸片段，也就是癌症相关基因。其中一种是导致肿瘤形成的"癌基因"，而另一种是抑制肿瘤发生和发展的"肿瘤抑制基因"。PCR技术主要是利用先进的基因诊断的方法，在相似细胞发生明显的形态改变之前就可以判断它的恶变率，判断是不是存在着患癌症的危险。

利用基因诊断，医生们可以比较准确地判断出人们是不是得了癌症，也可以让人们及早治疗，这样康复的机会就很大。目前，基因治

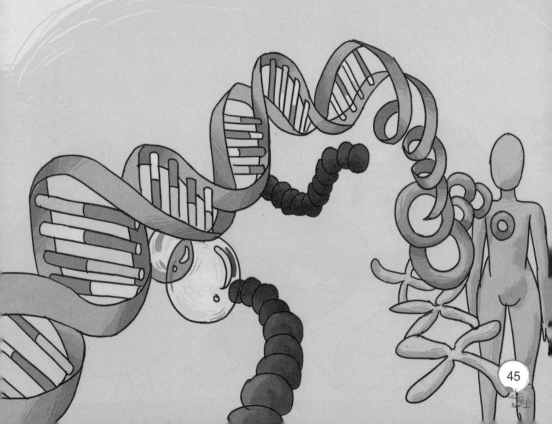

疗也正慢慢成为医生们治疗疾病的一种有效的方法。

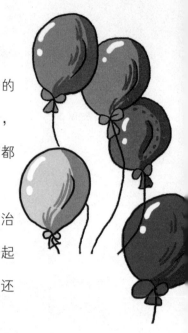

数年前，一位美国的小姑娘患上了一种很严重的病，叫"先天性腺苷脱氨酶缺陷病"。生了这种病，她的抵抗力变得很差，外来的细菌、病毒等随时都可以造成她的死亡。她的家人是多么伤心和心痛啊！

幸运的是，就在那个时候，小姑娘接受了基因治疗。经过医生们的努力，小姑娘接受治疗后不久就好起来了，她不但像正常的孩子一样，不再被病痛折磨，还可以滑冰、跳舞了。没有病痛的日子是多么美好啊！

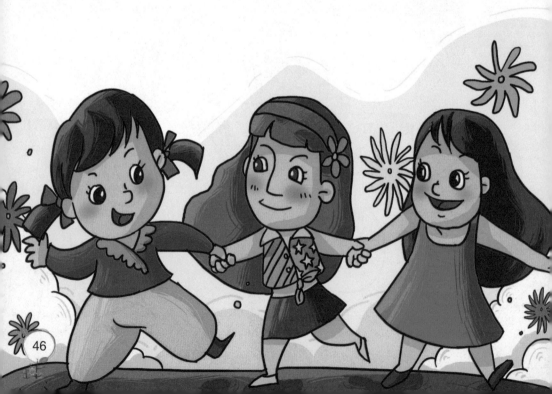

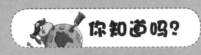

相生相克的体内基因

在我们体内，"癌基因"和"抑癌基因"是相生相克、相辅相成的。如果癌基因过于活跃了，或者抑癌基因丢失不见了，又或者抑癌基因因为某种原因失去了抑癌的功能，那么细胞便会恶化，慢慢演变为癌症。所以，基因诊断要做的，便是检测、判断这两种基因的变化与发展。

基因治疗的途径

据目前所知，基因治疗有两种途径。一种是生殖细胞的基因治疗，就是将正常的基因导入遗传病患者的生殖细胞里。这种方法虽然在动物实验中获得了很大的成功，但是，要应用于人类身上，还有很多亟待解决的问题。另一种方法是体细胞的基因疗法，即将正常基因导入患有遗传性疾病患者的体细胞，以此来治疗患者的遗传缺陷，上文所说的美国小姑娘就是使用的这种基因治疗方法。

47

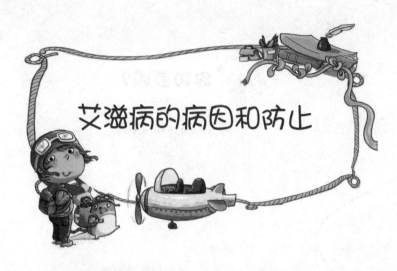

艾滋病的病因和防止

随着世界发展的脚步越来越快，人们生活的节奏也越来越快，生活条件变得越来越好，可是人们的健康却受到了越来越多的威胁。

人类的疾病有很多，细细数来不下数千种，而当人们好不容易战胜了一种疾病之后，往往又会出现一种新的疾病，危

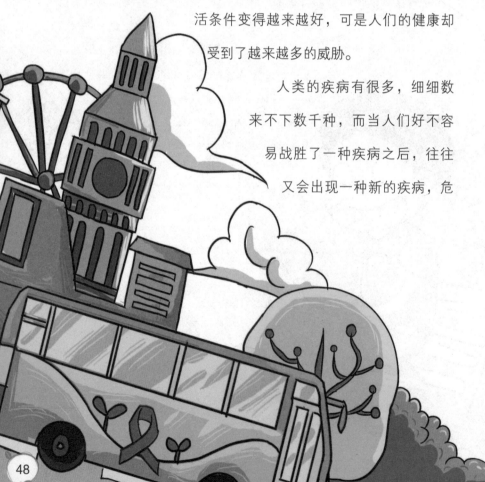

害着人们的生命安全。只要存在着人类社会，人类与疾病的斗争就会没完没了，永无休止。

小朋友们，你们了解多少种人类的疾病呢？本章节我们要了解的是一直以来都在威胁着我们的生命安全的一种疾病——艾滋病。

艾滋病这个概念是什么时候出现的呢？

1983年4月23日，英国一家很著名的医学杂志《柳叶刀》上发表了一篇文章——《她死于致命的流行病》，从此艾滋病就在人类史上留下了阴影。

文章中的主人公是一位42岁的女外科医生。多年之前，她游历了加纳、尼日利亚等国家后，与扎伊尔北部的一家现代化医院签订了合同，开始在那里工作。工作期间，她患过腹泻，经过服药治疗后康复了。但是，在1976年，她的病情开始恶化，又开始腹泻，同时体表淋

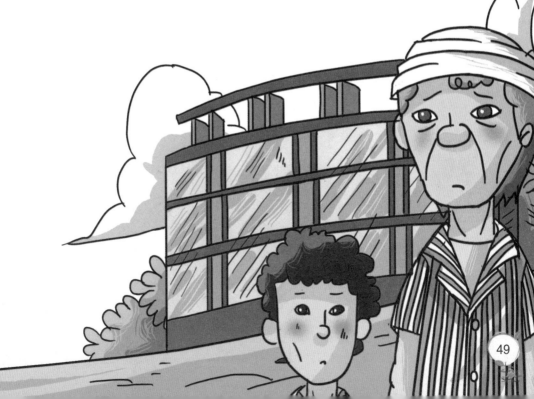

巴结肿大，会经常感到疲倦和不舒服。在医院里，医生把各种能做的检查都做了，还是没有得出明确的诊断结果。到了1977年7月，她正在非洲休假，病情突然恶化，出现了严重的呼吸困难，生命岌岌可危。虽然她被人们送回自己的国家医治，医生们也尽了自己最大的努力，还是没能挽救她的生命。直到后来，人们才意识到，这位女外科医生得的正是艾滋病。

　　小朋友们，你们知道什么是艾滋病吗？艾滋病又是怎么得的呢？

　　"艾滋病"这一概念是由美国医生盖特在1981年6月提出的。当时，盖特医生发现四名原来很健康的同性恋男子，后来却患了一种叫卡氏肺狍子虫所造成的肺炎，并引发了广泛的霉素和病毒感染。经过检查和诊断，他们都有严重的细胞免疫缺陷。由于这种免疫缺

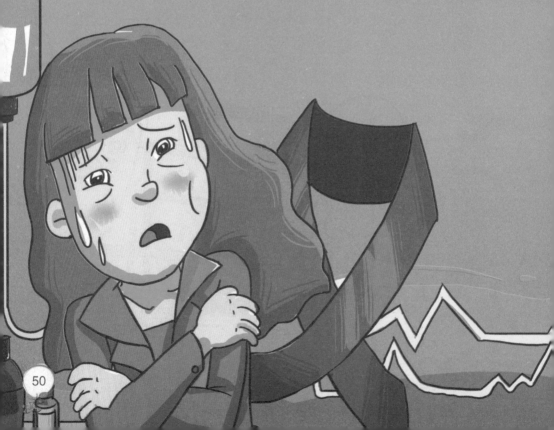

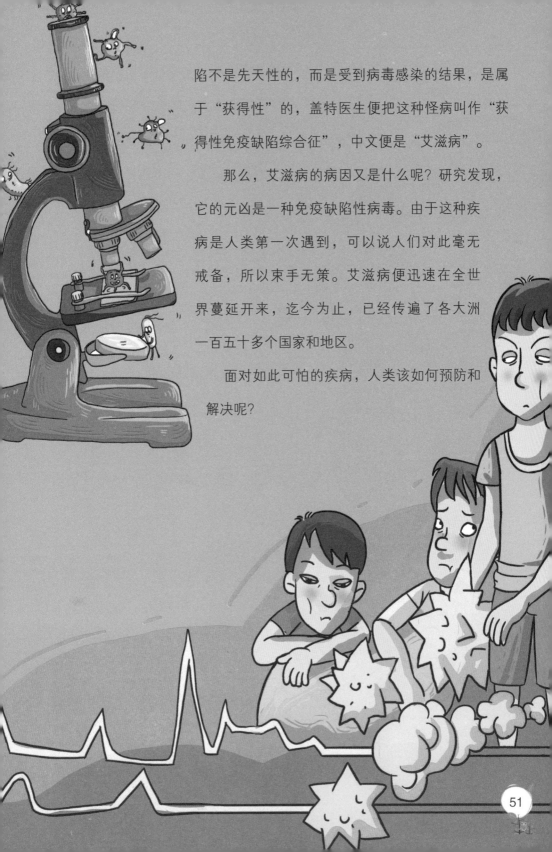

陷不是先天性的，而是受到病毒感染的结果，是属于"获得性"的，盖特医生便把这种怪病叫作"获得性免疫缺陷综合征"，中文便是"艾滋病"。

那么，艾滋病的病因又是什么呢？研究发现，它的元凶是一种免疫缺陷性病毒。由于这种疾病是人类第一次遇到，可以说人们对此毫无戒备，所以束手无策。艾滋病便迅速在全世界蔓延开来，迄今为止，已经传遍了各大洲一百五十多个国家和地区。

面对如此可怕的疾病，人类该如何预防和解决呢？

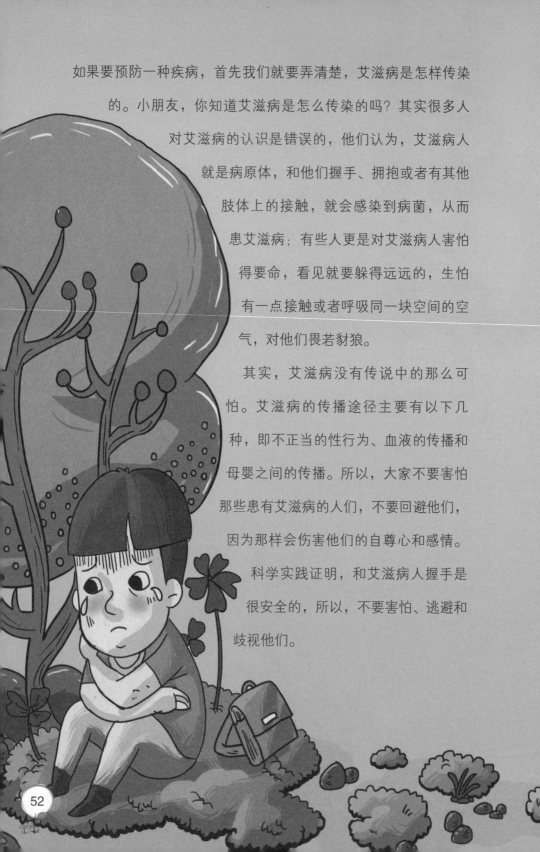

如果要预防一种疾病，首先我们就要弄清楚，艾滋病是怎样传染的。小朋友，你知道艾滋病是怎么传染的吗？其实很多人对艾滋病的认识是错误的，他们认为，艾滋病人就是病原体，和他们握手、拥抱或者有其他肢体上的接触，就会感染到病菌，从而患艾滋病；有些人更是对艾滋病人害怕得要命，看见就要躲得远远的，生怕有一点接触或者呼吸同一块空间的空气，对他们畏若豺狼。

其实，艾滋病没有传说中的那么可怕。艾滋病的传播途径主要有以下几种，即不正当的性行为、血液的传播和母婴之间的传播。所以，大家不要害怕那些患有艾滋病的人们，不要回避他们，因为那样会伤害他们的自尊心和感情。

科学实践证明，和艾滋病人握手是很安全的，所以，不要害怕、逃避和歧视他们。

我们可以根据艾滋病的主要传播途径来预防艾滋病的扩大传播。要想有效地控制艾滋病的传播，人们应该严格实行一夫一妻制，不要把人际关系弄得很复杂；要预防血液传播，就应该禁止不正当的血液买卖和吸毒贩毒，对血液制品要严格检查和管理，医用药品的注射器要消毒，使用一次性注射器；母婴传播是不可预防的，但是，如果母亲明确知道患有艾滋病，那最好不要生孩子，以免孩子生下来就受到病痛的折磨。

现在，小朋友们对艾滋病有所了解了吗？如果真的遇

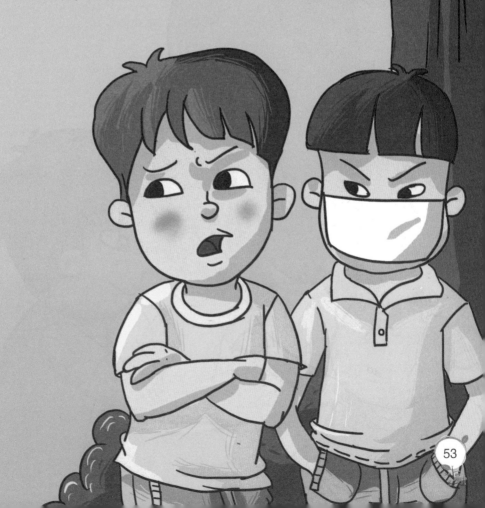

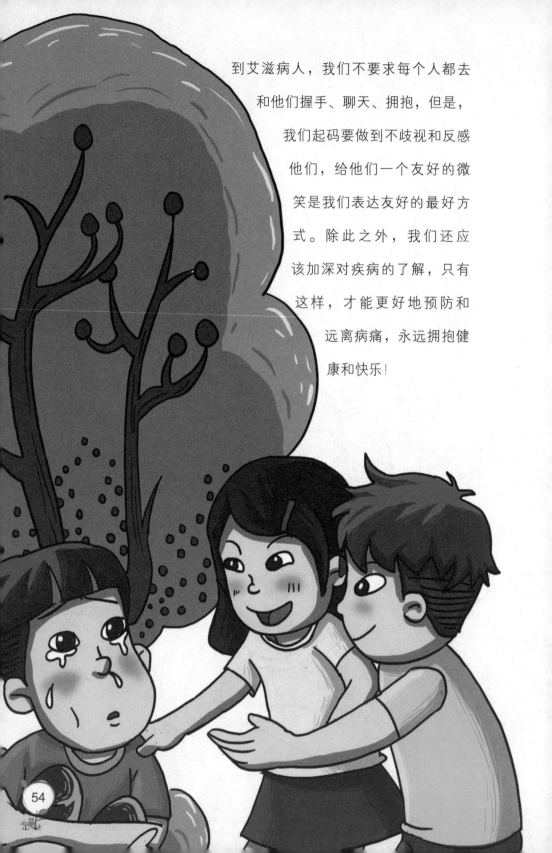

到艾滋病人，我们不要求每个人都去和他们握手、聊天、拥抱，但是，我们起码要做到不歧视和反感他们，给他们一个友好的微笑是我们表达友好的最好方式。除此之外，我们还应该加深对疾病的了解，只有这样，才能更好地预防和远离病痛，永远拥抱健康和快乐！

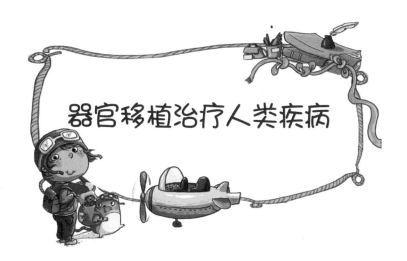

器官移植治疗人类疾病

大家都知道，一台机器要想运转得很流畅，就必须得完好如初，缺少一个零件都不行。当然，总有一些零件会因为各种原因坏掉，只要换掉损坏的零件，机器依旧可以正常运转。

人体就像是一台精密的仪器，心脏、血管、肾脏、骨髓……每一

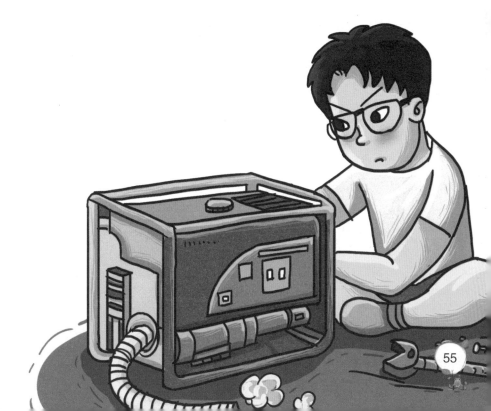

个器官都有自己独特的功能，而且，总体功能大于部分功能之和，零散的部件只有组成一台机器才能运转，散掉的零件是不能很好地工作的；同样，人的所有器官有机组成了一个整体，才能让人们健康。那么，如果人体这台"机器"的"零件"坏掉了，是不是也可以替换配置呢？

这个想法并不新奇，也不是无聊的瞎想。因为在古代，就已经有人有这种想法了。我们小时候应该都看过《哪吒传奇》这部动画片吧？主题曲至今都令人难忘呢。

"说一段神话，话说那么一家，这家夫妻俩，生了个怪娃娃，扎两个冲天鬏，光着两小脚丫，踩着两风火轮，乾坤圈手中拿……要问他的名字叫什么，哪吒，哪吒，小哪吒！"

哪吒是出现在我国古代文学《封神演义》里的一则"哪吒闹海"的故事，想必这个故事大家都很熟悉吧？哪吒为了帮黎民百姓出气，

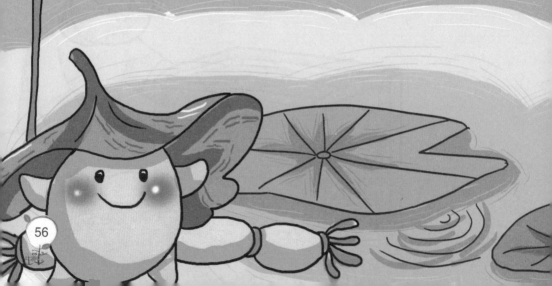

打死了龙王的三太子，还抽了他的龙筋，触犯了天条。龙王大怒，拿百姓和哪吒父母的性命相威胁，哪吒无奈之下，为了无辜的人不受牵连，自杀身亡。好人总是会有好报的，有一位神仙太乙真人，传说是哪吒的师傅，为了救哪吒，用莲花、莲藕、荷叶等拼接起来，重新给了哪吒一个身体，使哪吒得到重生。

其实，在现代科学发展迅速的今天，古时候的这种重

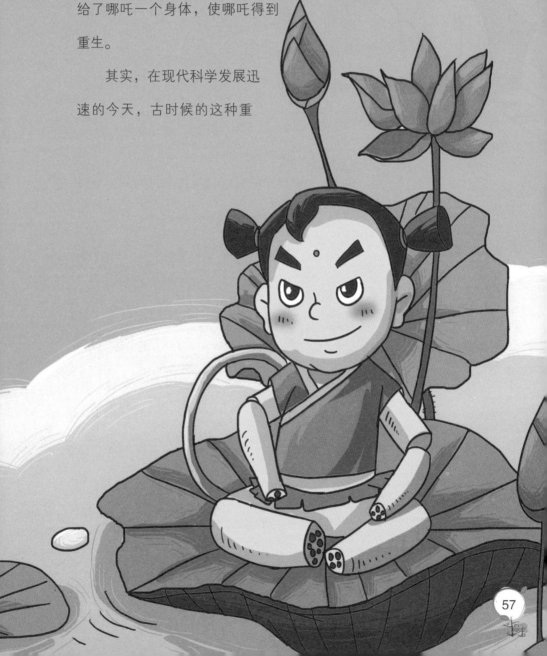

新"塑造"，也就是器官移植，已经慢慢地变成了现实。

1954年，发生了一起手术——肾脏移植，一位叫缪瑞的医生给一对双胞胎姐妹做了这样的手术，至今，这对姐妹都还很健康地生活着。

数据显示，迄今为止，全世界接受器官移植手术的人数已经超过了16万人次，我国的肾脏移植手术也已经达到了一万一千多例。不过，数据显示，器官移植存活率比较低，接受手术后，活了三年以上的人有1845个，活了5年以上的有772个，活了10年之久的只有103例。所以，器官移植手术仍需要科学家们的大量研究，仍存在着许多问题需要解决。

用器官移植治疗疾病已不再是天方夜谭了，这已然成了现实。也就是说，人体这台"机器"的"零件"坏了，也是可以进行替换的。

进行器官移植手术，最大的难题就是外来的器官能不能和接受移植的身体融洽"相处"，能不能和接受者的其他器官协调地"分工合作"。至今为止，医学技术上还没有什么好办法可以保证接受者的身体不排斥他人的器官，因此，器官移植手术具有一定的风险性。

不过，不管怎么说，这种技术都为那些没有希望的病人们创造了曙光。小朋友们，有没有人想当医生或者科学家呢？如果有，等你长大了就要好好地为人民服务，尽自己最大的努力帮他们远离病痛的折磨，早日让器官移植这种技术完善起来，给更多的人活下去的希望。

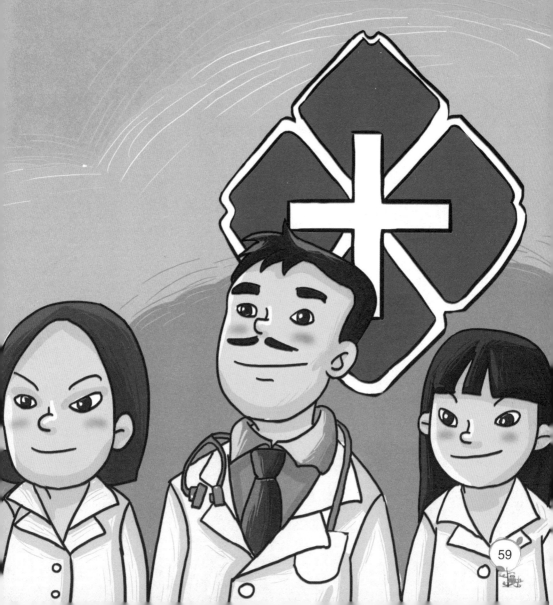

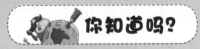

拥有两颗心脏的人

人都有一双手、一双脚、一双眼睛,却只有一个心脏。但是,世界上却有一个人是有两颗心脏的,他不是妖怪,也不是天生的,而是经过器官移植才有两颗心脏的,他叫皮埃尔·昂萨多。1978年10月,患有严重心脏病的48岁商人皮埃尔·昂萨多,植入了来自于一位死于交通事故的15岁少年的心脏,手术非常成功,于是,他成了用两颗心脏活着的人。手术几个月后,皮埃尔·昂萨多就康复出院了,过上了正常人的生活。

何时需要进行肾脏移植

肾脏位于腰部的脊柱两侧,左右各一个,它的功能主要是过滤血液。如果肾脏受损或因疾病无法正常工作,人体内的毒素便会累积,引起身体不适和中毒,最终导致死亡。在这种情况下,医生可能会给病人进行肾脏移植手术。

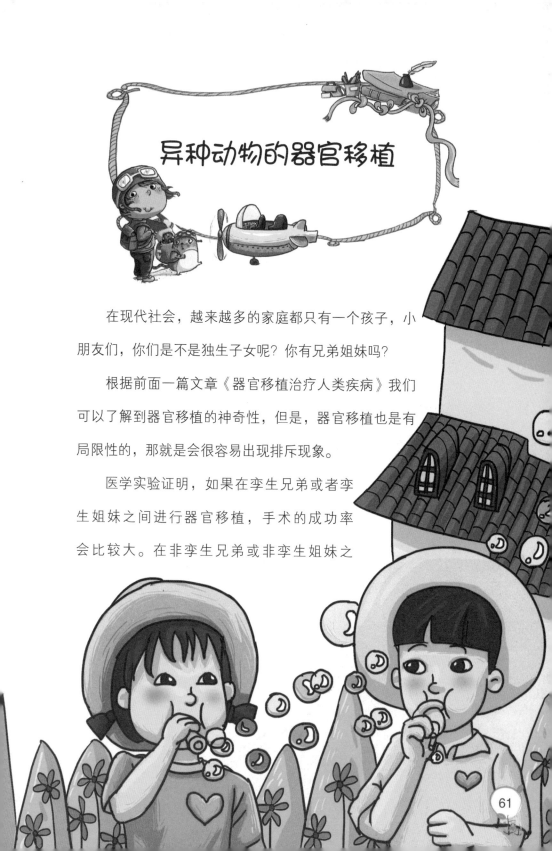

异种动物的器官移植

在现代社会，越来越多的家庭都只有一个孩子，小朋友们，你们是不是独生子女呢？你有兄弟姐妹吗？

根据前面一篇文章《器官移植治疗人类疾病》我们可以了解到器官移植的神奇性，但是，器官移植也是有局限性的，那就是会很容易出现排斥现象。

医学实验证明，如果在孪生兄弟或者孪生姐妹之间进行器官移植，手术的成功率会比较大。在非孪生兄弟或非孪生姐妹之间或者是父母与子女之间进行器官移植，发生排斥的几率也会比一般的器官移植小很多。孪生孩子毕竟很少，而器官移植所需的器官数量越来越大。

世界卫生组织的统计数据显示，全世界每年需要器官移植的有数万人，而且这个数目还在以每年20%的速度增长，由于器官移植所需的器官数量不够，每年都会有数千人死于等待器官源期间。科学家们为了解决这一问题，提出了一个大胆的设想，就是利用与人类相近的动物的器官来进行移植。这个设想一旦成功，会有很多病人因此获益。因此，异种移植是今后器官移植研究和发展的主要方向。

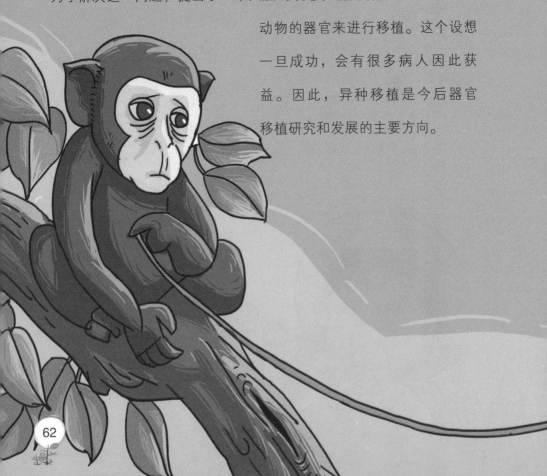

1984年10月的某一天，在美国诞生了一个女婴，她的名字叫费伊。本来，一个小天使的诞生是这个世界的幸运，不幸的是，小费伊心脏发育不良，是先天性的心脏缺损。也就是说，小费伊可能活不了多久了。一个小孩儿的诞生给一个家庭带来了很多欢乐，一个小孩儿的离去却会给这个家庭带来双倍甚至更多的打击。

　　为了挽救小费伊的生命，美国加州的医生们决定为小费伊进行器官移植手术。医生们把一颗狒狒的心脏给小费伊换上。在医生们娴熟的手术和精心的照顾之下，小费伊竟然奇迹般地恢复了健康，开始和普通婴儿一样生活，一样哭闹调皮。但是，不幸的是，一个多月后，小费伊因为肾肌受到损害而离开了人世。小费伊是世界上第一个接受异种移植，即接受动物心脏移植的人。

　　1992年6月的某一天，一位因患有乙型肝炎而引起肝衰竭的35岁男子在美国匹兹堡大学医学中心接受了肝脏移植，这次移植使用的是一个狒狒的肝脏。手术同样获得了成功，病人恢复得很好，但是后来该名男子由于某种未知

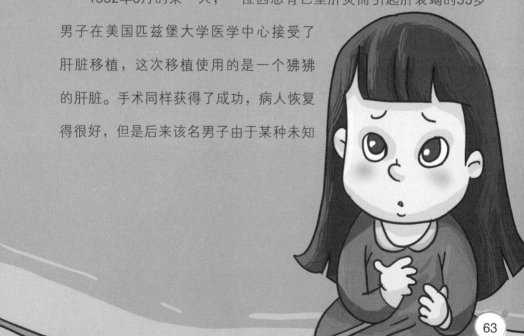

原因，于同年9月死亡。

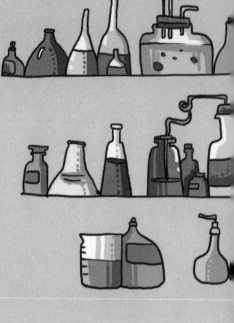

异种器官移植比同种器官移植要难得多，很容易遇到排斥，而且是超级排斥。人体组织很难接受动物的异种组织细胞，这样会使新移植的器官很快失去功能，导致移植失败。

但是，上面两例在理论上是很成功的，它们激励了人类对异种移植的不断探索和追寻，相信在未来人们一定可以成功地解决这个问题，为需要器官移植的人们找到光明。

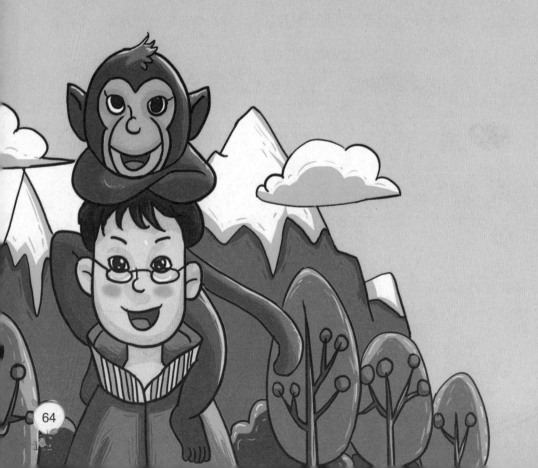

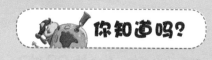

灵长类动物

为什么异种移植常用狒狒的器官呢？这是因为狒狒属于灵长类动物，而且与人类很接近。大家也许要问了，黑猩猩和人类更相似啊，我们为什么不用黑猩猩的器官呢？这是因为黑猩猩的种类太少，稍有不慎就会绝种的。另外，灵长类动物都是受到保护的，使用灵长类动物的器官会遭到野生动物保护协会的反对，因此要十分慎重。

SLA小型猪

鉴于上述情况，不少科学家建议，异种器官移植可以考虑用家养动物来进行，他们优先考虑的是猪，尤其是英国科学家为了异种移植专门培育的一种叫SLA的小型猪。因为这种猪成熟时的体重与人体体重相似，最重要的是，这种猪的某些参数和人类很接近，在各方面都比其他动物更接近人类。

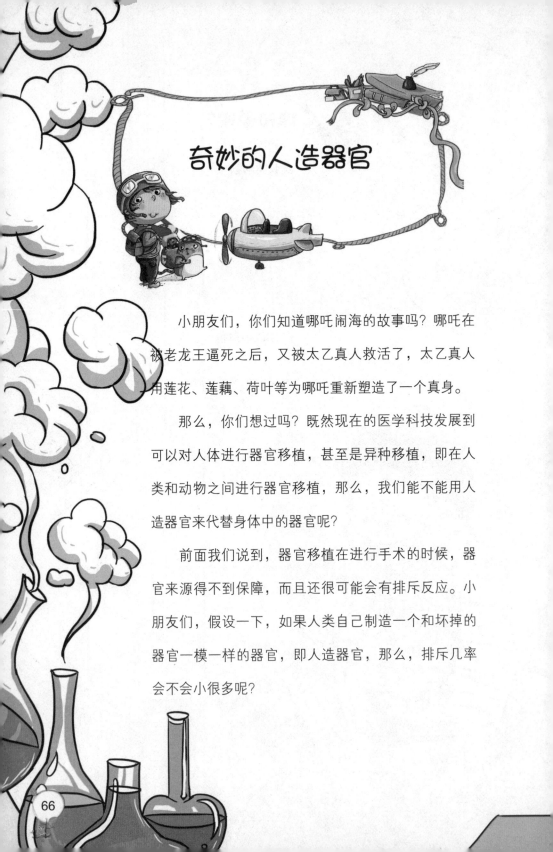

奇妙的人造器官

小朋友们，你们知道哪吒闹海的故事吗？哪吒在被老龙王逼死之后，又被太乙真人救活了，太乙真人用莲花、莲藕、荷叶等为哪吒重新塑造了一个真身。

那么，你们想过吗？既然现在的医学科技发展到可以对人体进行器官移植，甚至是异种移植，即在人类和动物之间进行器官移植，那么，我们能不能用人造器官来代替身体中的器官呢？

前面我们说到，器官移植在进行手术的时候，器官来源得不到保障，而且还很可能会有排斥反应。小朋友们，假设一下，如果人类自己制造一个和坏掉的器官一模一样的器官，即人造器官，那么，排斥几率会不会小很多呢？

事实证明，某些人体器官是可以用人工材料来替换的。现在，除了大脑暂时还没有人工替代品之外，几乎人体的各个器官都在研制制造之中，而且有不少的人造器官已经成功地被运用于人体，这拯救了很多病人的生命，挽救了很多濒临破碎的家庭。

大约在200年前，一位波兰的科学家经过试验，建议将人造水晶植入人的眼睛，使那些因为白内障而失明的患者重见光明。可是，遗憾的是，在那个时候，人们的思想比较保守，还不能接受这种异想天开的思路，大家不但不相信这位科学家的建议，竟然还有人去控告他，说他是妖言惑众，于是，这位波兰科学家被抓起来了。一百多年之后，一位名叫加里德的英国眼科医生的偶然发现，竟然证实了那位波兰科学家的猜想和预言。

加里德偶然发现，一次手术时，他不小心留在一名飞行员的眼睛

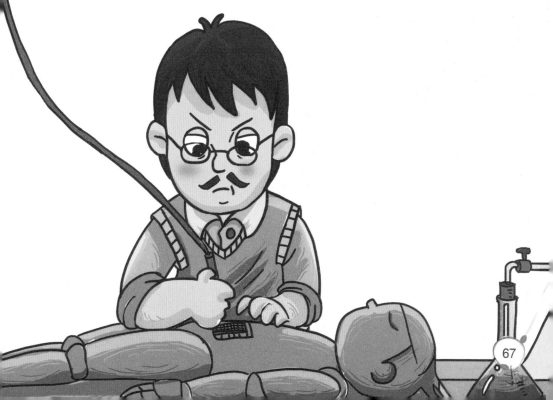

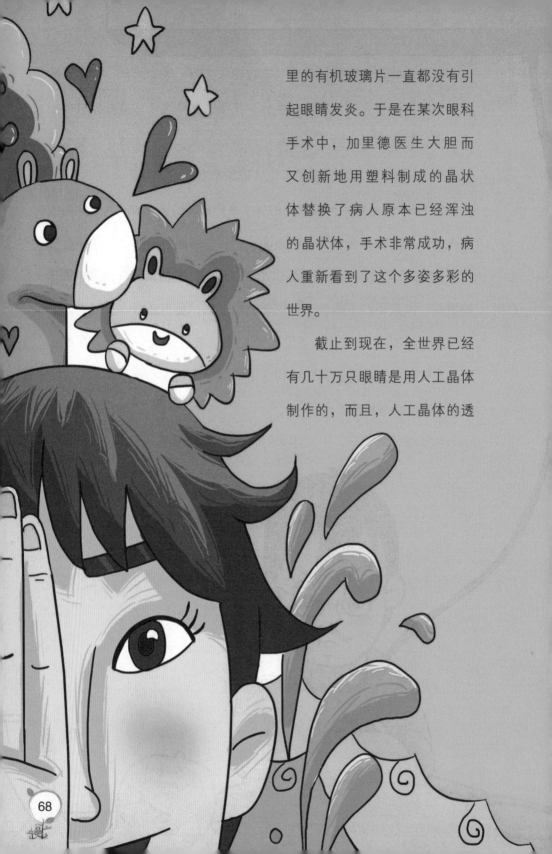

里的有机玻璃片一直都没有引起眼睛发炎。于是在某次眼科手术中，加里德医生大胆而又创新地用塑料制成的晶状体替换了病人原本已经浑浊的晶状体，手术非常成功，病人重新看到了这个多姿多彩的世界。

截止到现在，全世界已经有几十万只眼睛是用人工晶体制作的，而且，人工晶体的透

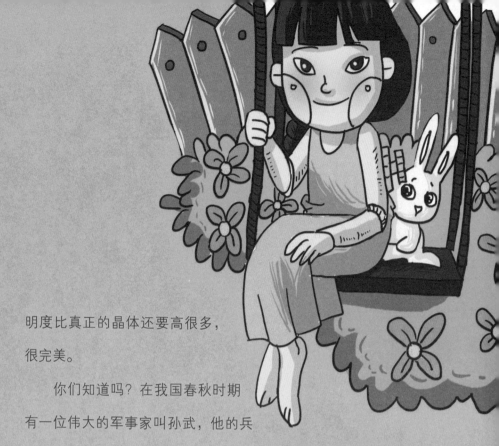

明度比真正的晶体还要高很多，
很完美。

你们知道吗？在我国春秋时期有一位伟大的军事家叫孙武，他的兵书《孙子兵法》上有一句话"知己知彼，百战不殆"。这句话的意思是说如果要战胜你的敌人，就必须要很了解对手，同时，也有必要对自己有很清楚的认知，才能战无不胜。

在医学上也应该是这样的。人类必须对所患的疾病有充分的了解，还要对自身有充分的了解，才能更好地战胜疾病。

对于这些精密的人造器官而言，我们必须要充分了解它们的构成。它们是用高分子材料、稀有金属以及微型电子装备等制成的。高分子材料的分子量可以达到几万到几百万不等，由这样的材料制成的人造器官和人体天然生成的器官相比，会更加安全、可靠，而且经久耐用。随着对人工器官的深入研究和科学技术的发展，将来人类一定能制造出更多更好的人造器官。

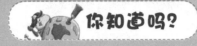 **你知道吗?**

人工种植牙

第一次听到"人工种植牙"这个名词，觉得有点奇怪吧？难道牙齿也可以种植吗？事实上，人工种植牙就是大家很熟悉的假牙，不过，人工种植牙既然叫这个名字，而不是直接叫假牙，总得有一定的理由吧！制作人工种植牙所采用的材料与以往不同，以前的假牙材料比较单纯，一般是金属、瓷或橡胶什么的，而人工种植牙采用的却是高分子物质，不仅比假牙经久耐用，而且还比较美观。其次，人工种植牙是深深地"种植"在牙槽骨内的，与牙槽骨紧密相连，就像真的牙齿一样，而且，使用人工种植牙的人感觉也是像在用真牙，不会不舒服。

人工心脏

大家都知道，心脏是身体中最重要的部分，心脏若停止了跳动，人就会死亡。1981年，美国犹他大学的心脏外科医生和生物工程师贾维克合作，最早研制出人工心脏，这颗人工心脏被命名为"贾维克7号人工心脏"。

这颗人工心脏由左右两个心室构成，心室下面装有气囊，假若这颗心脏被植入某个人体内，将气囊的导管和装在病人体外的气泵相连接，当气泵有规律地泵动时，气囊就会随之收缩和舒张，心脏便被赋予了生命的律动。

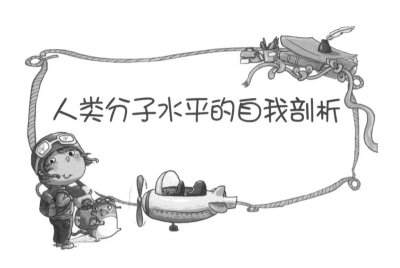

人类分子水平的自我剖析

一天，在上课的时候，老师说："小朋友们，其实，世界上的万事万物都是不一样的，例如，西瓜和花生、山羊和马，虽然前面一组都是植物，后面一组都是动物，但是它们之间却都存在着很大的差别，四者都是不一样的物体，明白了吗？"

放学回家后，小明就一直在思考，为什么西瓜不能叫花生，花生也不是西瓜呢？为什么山羊和马有区别？为什么这四

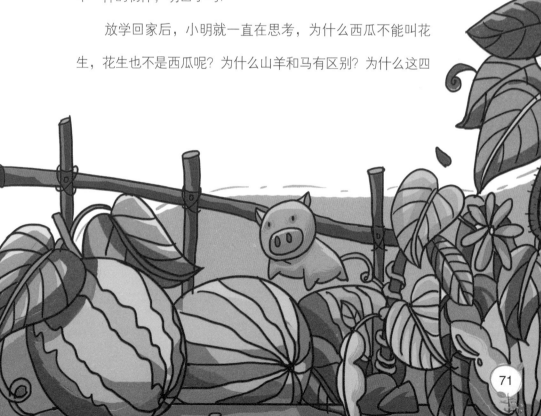

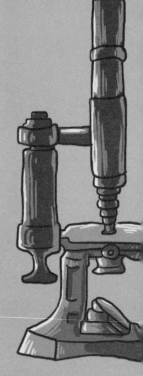

者各不一样？仅仅是外表上的差异才导致它们不一样吗？如果把它们打扮成一样的外形，是不是就是一样的，都可以叫同样的名字呢？

小朋友们，你在成长的过程中，有没有和小明一样的困惑呢？为什么物体之间是有差别的？这些差别是人们规定的，还是本身注定的呢？

这就涉及到对事物体内的细胞及DNA等物质的分析与理解了。有的小朋友又在疑惑了：不是只有人类、动物才是生物体吗？植物也有细胞吗？

事实上，植物也有细胞。世间万物都是作为生命体而存在的，并不是死物。你看，西瓜籽种在地里面，经过农民伯伯的辛勤劳作，它才从瓜籽慢慢地长出幼芽，慢慢地开花、结果，长成大西瓜。如果西瓜不是生物，那它又怎么会结果呢？这可不是魔术。

人体是由许许多多的细胞组成的，而细胞又是由细胞膜、细胞质、细胞核组成。细胞核里有一些容易被碱性染料染成深色的物质，被人们称作染色体。染色体上存在着决定生物的基因，不同的生物染色体数目不一样，上面所提到的西瓜是22条，花生是40条，山羊是60

条，马是64条，而人类是46条，一共23对染色体。

　　科学实验证明，亲子之间的DNA有很高的相似度，这也说明在亲子之间的亲本细胞具有遗传性。小朋友，你和你的爸爸妈妈是血脉相通的，具有很大相似性。

　　了解人类分子水平是很有必要的，因为侵袭人类的不下数千种的疾病的根源都是它们诱发人类DNA发生变化。因此，要想彻底解决那些疾病，就必须从源头着手，射人先射马，擒贼先擒王。

　　据目前科学家们的估测，人体的单个细胞中大约有200万个基因，这些基因的数目之多，排列之差异，造就了人种之间、个体与个体之间特征的差异性。人类一旦揭开人类细胞基因组的谜底，许多困扰着人类的疾病便会找到源头，人类便可将它们消灭。

　　小朋友们应该知道，中国是一个文明古国，有几千年的历史，是

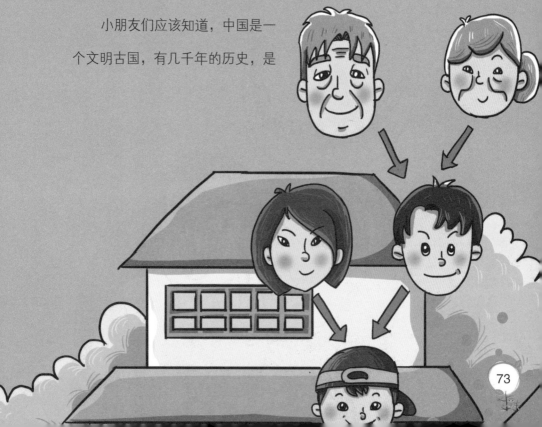

由56个民族、13亿左右的人口组成的大国，如果解开了人类细胞基因组的秘密，那么我们的人民便可以获益良多，国家会变得越来越美好，处处充满欢声笑语！

愿望是美好的，现实却充满了无奈。科学家预计，要完全弄清楚这一问题，是一项复杂而艰巨的任务，估计要耗时15年，耗资30亿美元，需要全世界所有的科学家努力合作。

小朋友们，未来无定论，未来是属于你们的，如果你们有抱负，有兴趣，那么，不妨从现在开始努力吧，说不定，下一个奇迹就是由你来创造的。

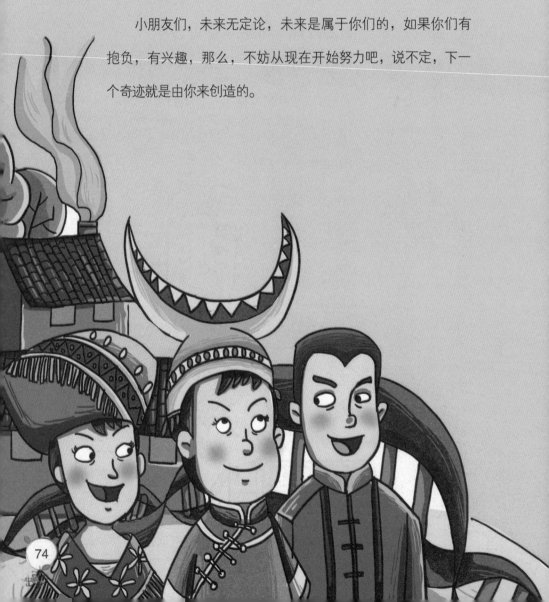

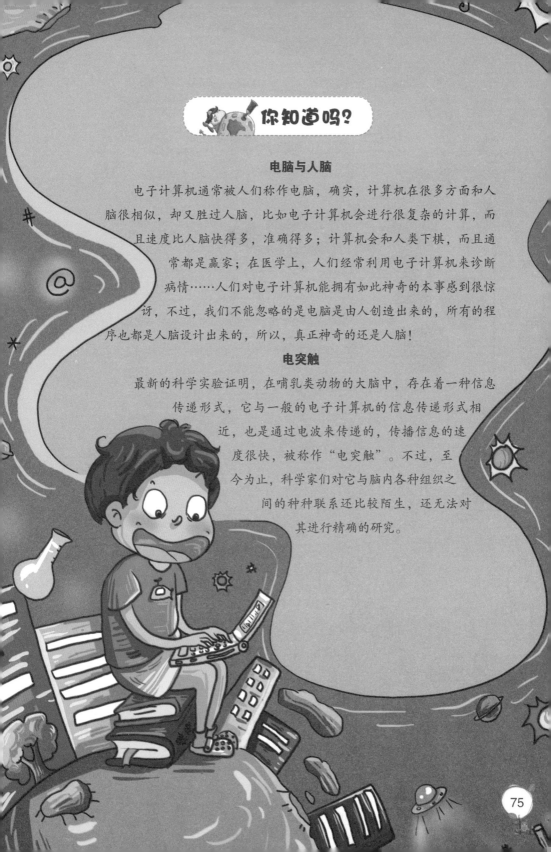

你知道吗?

电脑与人脑

电子计算机通常被人们称作电脑，确实，计算机在很多方面和人脑很相似，却又胜过人脑，比如电子计算机会进行很复杂的计算，而且速度比人脑快得多，准确得多；计算机会和人类下棋，而且通常都是赢家；在医学上，人们经常利用电子计算机来诊断病情……人们对电子计算机能拥有如此神奇的本事感到很惊讶，不过，我们不能忽略的是电脑是由人创造出来的，所有的程序也都是人脑设计出来的，所以，真正神奇的还是人脑！

电突触

最新的科学实验证明，在哺乳类动物的大脑中，存在着一种信息传递形式，它与一般的电子计算机的信息传递形式相近，也是通过电波来传递的，传播信息的速度很快，被称作"电突触"。不过，至今为止，科学家们对它与脑内各种组织之间的种种联系还比较陌生，还无法对其进行精确的研究。

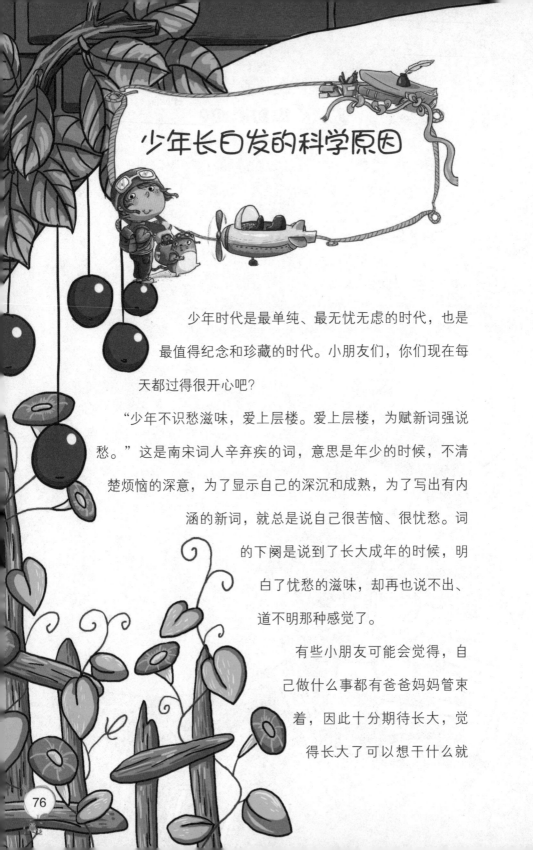

少年长白发的科学原因

少年时代是最单纯、最无忧无虑的时代，也是最值得纪念和珍藏的时代。小朋友们，你们现在每天都过得很开心吧？

"少年不识愁滋味，爱上层楼。爱上层楼，为赋新词强说愁。"这是南宋词人辛弃疾的词，意思是年少的时候，不清楚烦恼的深意，为了显示自己的深沉和成熟，为了写出有内涵的新词，就总是说自己很苦恼、很忧愁。词的下阕是说到了长大成年的时候，明白了忧愁的滋味，却再也说不出、道不明那种感觉了。

有些小朋友可能会觉得，自己做什么事都有爸爸妈妈管束着，因此十分期待长大，觉得长大了可以想干什么就

干什么，自由自在。其

实，小时候有爸爸妈妈的庇护，我们

才是最无忧无虑的，等长大了就会有很多随之而

来的烦恼，到老了就会愁白了头。

有的小朋友会找出前面那句话的错误了：现在很多年少

的人也有了白头发，前面说的是错误的。

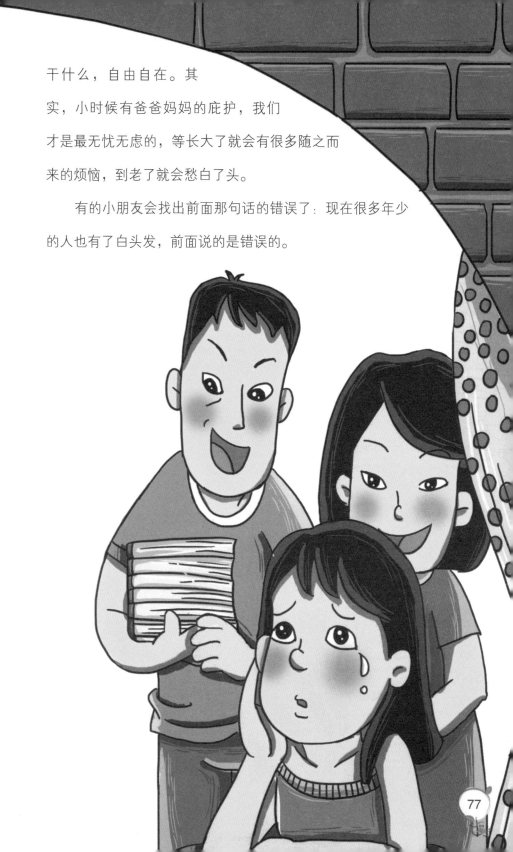

是的，社会上年轻人少年白头的现象越来越多了，其中的原因众说纷纭。不过，可以肯定的是，绝大多数的少年白头的人都是因为遗传，有的人长到一定的年龄就会出现白发，还有一些人是先天性白发。

当然，少数人少年白头与现实社会压力过大、竞争过于激烈有关，紧张的生活节奏压得人喘不过气来，因此出现了一头沧桑的白发。

从科学上到底该怎么解释少年长白发的原因呢？

现代医学认为，少年白头是受到神经因素、营养不良、自身内分泌障碍以及全身慢性消耗疾病等的影响。

中医则认为，这一现象是由于人的肝血不足、肾气虚弱造成的。

先天性的少年白头与遗传有关，比较难治，而后天性的白头，即因为某种原因造成的白头则可以医治。

科学实验证明，体内缺乏蛋白质和高度营养不良是少年白头的原因之一，而饮食中缺乏微量元素铜、钴、铁等也容易导致少年白头。

小朋友们，你们现在还没有升学压力、工作压力、房屋压力等，所以要开心地度过每一天。另外，小朋友们要注意自身营养的吸收，避免因为营养不良导致少年白头哟。

少年白发的根源至今没有确定的说法，也没有确切的治疗方法，不过，在日常生活中，人们可以通过自身的努力，使少年白头的现象有所改善。

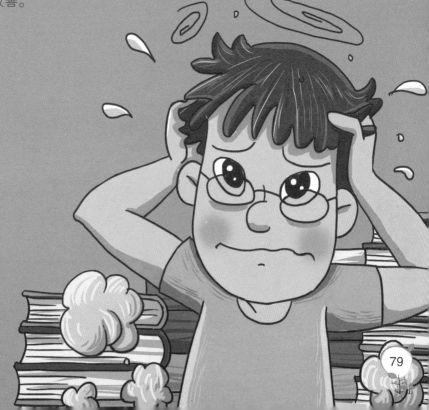

首先，如果已经是少年白头，那么要注意不能太过忧虑，少年白头并不会对人们的健康造成很大的影响，所以要放松心情。长白发的原因可能就是因为以前的压力过大，所以要更加注意自己的生活态度了。

其次，饮食的不均衡也有可能导致少年白头。所以，我们要注意饮食的营养搭配。身体虚弱的人头发更容易变白，所以，身体健康才是硬道理。

此外，中医认为"发为血之余"，"肾主藏精，其华在发"，应该多吃养血补肾的食物来使头发变乌，变得顺滑。另外，中医主张固本培元，应该经常吃一些有益于黑发的食物，来增加合成黑色素的原料。

你现在明白为什么会出现少年白头以及已经是少年白头后应该怎么做了吧？

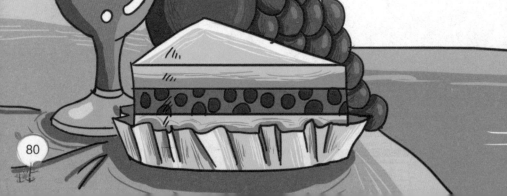

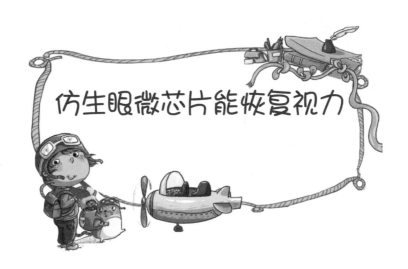

仿生眼微芯片能恢复视力

抬头看看天空，天空是那么蓝，偶尔还漂浮着几朵白云，多美啊；低头看看大地，春天的土地上稀稀疏疏地长着嫩草，此时的大地不见得有多绿，却是最养眼、最惹人喜爱的；视线投向大海，微风轻抚过海面，风移波起，激起点点浪花，恰如飘洒在海面的颗颗珍珠……

这一切是多么美好、多么和谐，让人心头一暖，忍不住感叹江山如此多娇！

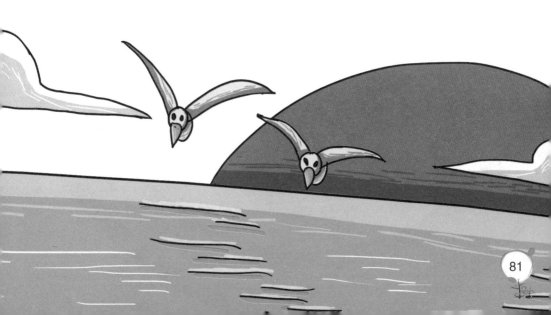

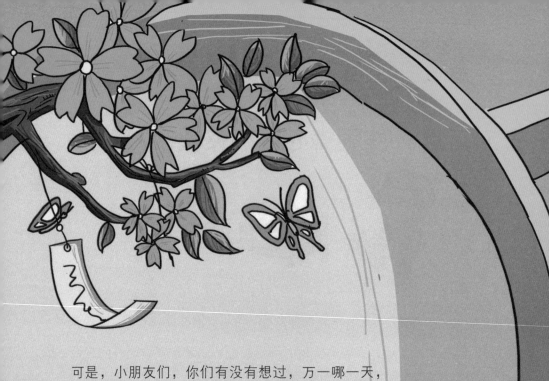

可是，小朋友们，你们有没有想过，万一哪一天，五彩缤纷的世界突然消失了，取而代之的是永无天日的黑暗，我们又该如何面对？

小朋友们，这不是一场噩梦，而是很多人正在经受的苦痛——失明。

在这个世界上，不知道有多少人是先天性失明，一出生就看不见；也不知道有多少人是因为意外而失去了光明。相比较之下，那些因为意外失去了光明的人们更加勇敢，因为他们虽然从天堂掉

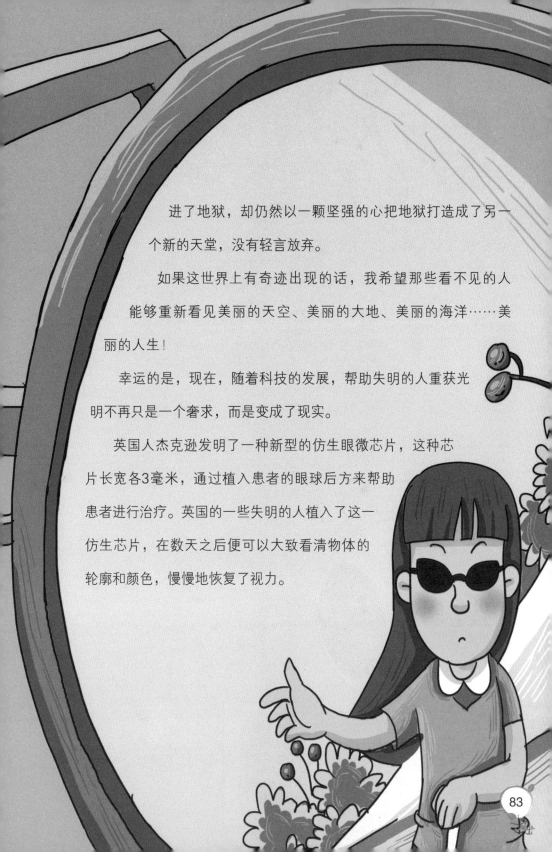

　　进了地狱，却仍然以一颗坚强的心把地狱打造成了另一个新的天堂，没有轻言放弃。

　　如果这世界上有奇迹出现的话，我希望那些看不见的人能够重新看见美丽的天空、美丽的大地、美丽的海洋……美丽的人生！

　　幸运的是，现在，随着科技的发展，帮助失明的人重获光明不再只是一个奢求，而是变成了现实。

　　英国人杰克逊发明了一种新型的仿生眼微芯片，这种芯片长宽各3毫米，通过植入患者的眼球后方来帮助患者进行治疗。英国的一些失明的人植入了这一仿生芯片，在数天之后便可以大致看清物体的轮廓和颜色，慢慢地恢复了视力。

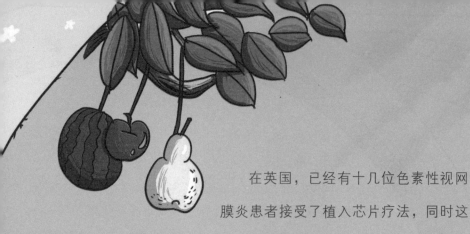

　　在英国，已经有十几位色素性视网膜炎患者接受了植入芯片疗法，同时这项技术在德国和中国也已经开始进行测试和验证。

　　这种新型的仿生眼微芯片装置是由德国的AG视网膜植入公司制造的，它与一个植入耳朵后面的无线动力供给装置相连接，通过人体头皮上的一个磁片连接到一个外部电池单元，接受植入的患者可以通过连接外部电池单元来改变该装置的敏感性。

　　这种具有创新性的疗法目前尚处于早期研制阶段，技术还不够成熟，但是，对于那些久病不愈、失明多年的患者来说，这的确是一个令人兴奋的重要研究成果。

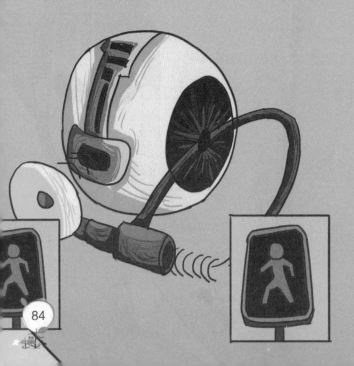

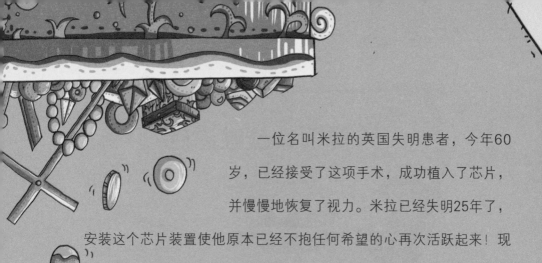

一位名叫米拉的英国失明患者，今年60岁，已经接受了这项手术，成功植入了芯片，并慢慢地恢复了视力。米拉已经失明25年了，安装这个芯片装置使他原本已经不抱任何希望的心再次活跃起来！现在，米拉已经能够看到光线，并且可以逐渐区分物体的轮廓。这个消息对失明患者来说，无疑是一个天大的惊喜。

小朋友们，让我们为人类的智慧而骄傲和自豪吧！

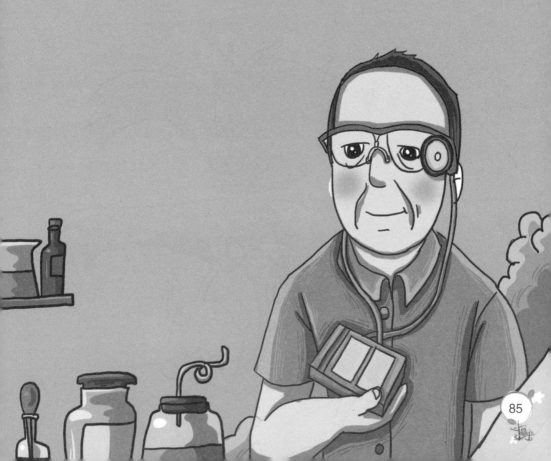

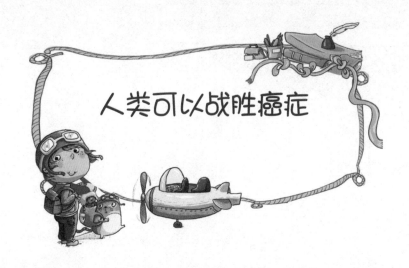

人类可以战胜癌症

癌症是什么?

　　小朋友们，疾病可能离你们很远，在我们身边，有爸爸妈妈贴心的关爱，有家人温暖的守护。可是，一些小朋友却和疾病很接近，此时他们可能正受着病痛的折磨，正在坚强地与病魔作斗争。

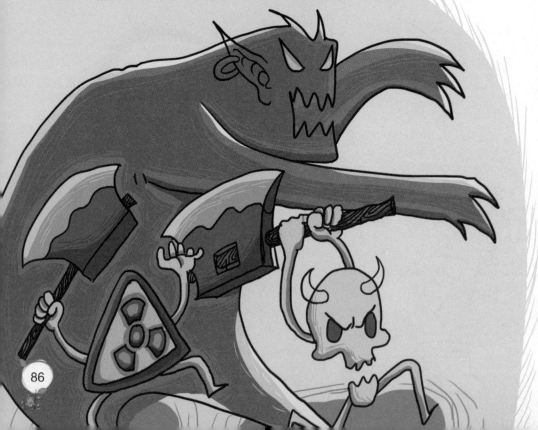

现在让你们认识癌症可能还早，可能会让你们对它产生恐惧，但是，小朋友们，教你们认清疾病是为了让你们更加珍惜美好的生命，更加感恩这个世界赋予你们的一切，让你们学会更加勇敢地生活。

人体内的细胞基本上都是"安分守己"的，而且分工协作。但是，由于某些原因，有的细胞变得像脱缰的野马，不受控制地分裂与增殖，这便是癌症的形成原因。如果我们能找到是什么原因引起了细胞的突变，就可以对症下药，治疗癌症。引起癌症的原因是相当复杂的，我们不妨从机体的外部原因以及细胞的内部原因去分析。

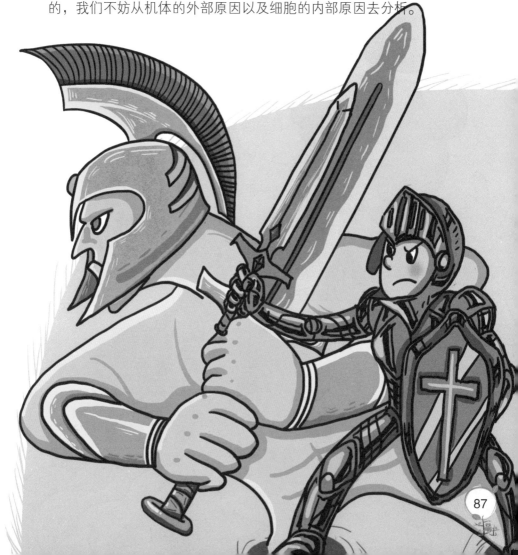

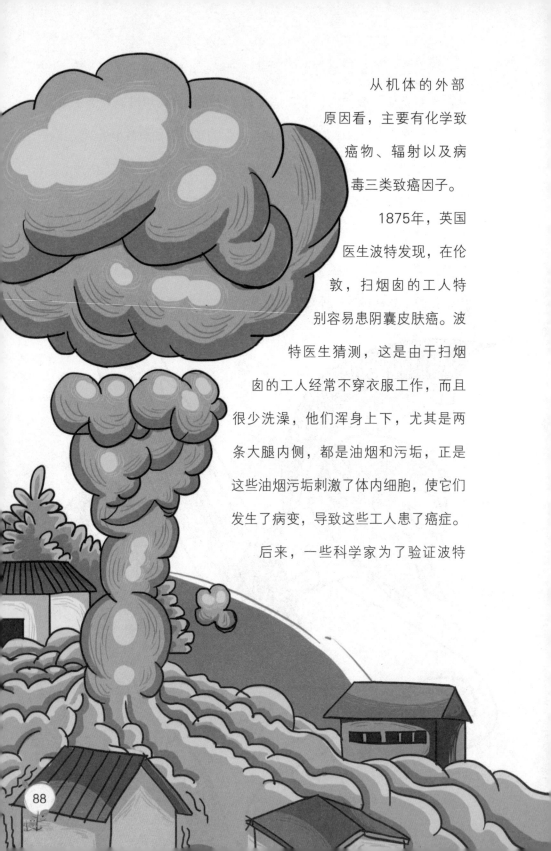

从机体的外部原因看，主要有化学致癌物、辐射以及病毒三类致癌因子。

1875年，英国医生波特发现，在伦敦，扫烟囱的工人特别容易患阴囊皮肤癌。波特医生猜测，这是由于扫烟囱的工人经常不穿衣服工作，而且很少洗澡，他们浑身上下，尤其是两条大腿内侧，都是油烟和污垢，正是这些油烟污垢刺激了体内细胞，使它们发生了病变，导致这些工人患了癌症。

后来，一些科学家为了验证波特

医生的猜测是不是正确，决定用小动物来试验。他们把清扫烟囱的工人所接触到的油烟污垢涂在兔子的耳朵上，日积月累，小兔子的耳朵上真的长出了肿瘤。这是人类史上最早的一次化学物质致癌实验，证实了癌病变确实和周围的环境有关系。

1945年8月6日，美国在日本的广岛和长崎分别投放了一颗原子弹，造成了无法估量的人、财、物的损失。原子弹的投放，不仅导致当场死亡人数众多，而且，在事后的数年内，当地居民患癌症的人数比正常指数高了很多。1986年，苏联切尔诺贝利的沸水堆核电站事故使得放射性物质大量外泄，事后证实，当地居民肿瘤的发病率比一般人高达七倍多。

种种事实证明，各种核辐射、放射性光线辐射等都会引起细胞的突变，提高癌症的发病率。

更糟糕的是，如果病变细胞改变了细胞核中的遗传物质，那么癌细胞便极有可能一代接一代地遗传下去，祸害无穷。

小朋友们，面对困难时，家长和老师都会对

我们说，我们要志存高远，要敢于直面挑战和困难，找到战胜它们的方法，取得最终的胜利，那样才能成就大事。那么，如今人类面临着癌症的威胁和挑战，又该如何去战胜它们，赢得最终的胜利呢？人类能够战胜癌症吗？

面对癌症，目前医生们主要有三种办法：进行手术将癌变部分切除，用化学药物将癌细胞杀伤（简称化学治疗），以及用放射线将它们消灭（简称放射治疗）。不过这三种办法一般都只对早期癌症患者有很好的疗效，一旦到了癌症晚期，这三种治疗方法的效果就没有那么好了。就当前的形势而言，一般很少有人能在癌症早期就发现自己得了癌症，所以，我们还得另谋新路，科学家们正在积极地寻找更为安全、有效的癌症治疗方法。

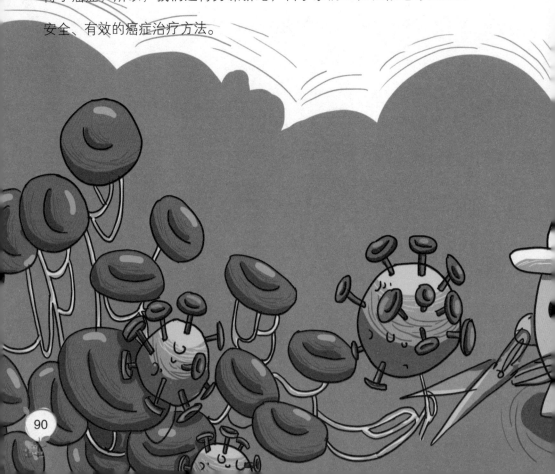

小朋友们，我们应该用乐观积极的态度来面对当今的形势。

首先，在癌症的诊治方面，全世界的科学家们正在通力协作，去了解癌细胞变化的本质，了解癌症的发病机理，从而使治疗有的放矢，不会像无头苍蝇似的毫无头绪。

其次，随着生活水平的提高，人们对健康的要求越来越高，在生活方面更加讲究；而随着知识层次的普遍提高，人们对癌症的理解越来越通透，也采取了更加有效的预防措施。

此外，人类还可以合作建立全球的肿瘤检测系统，以便掌握致癌分子的变化趋势，更好地进行预防和控制。

我们有理由相信，随着科学技术日新月异的发展，新的、具有创造性和建设性的治疗癌症的方法很快就会出现，人类是可以战胜癌症的。我们要珍惜美好的生活，以感恩的态度对待生活中的一切。

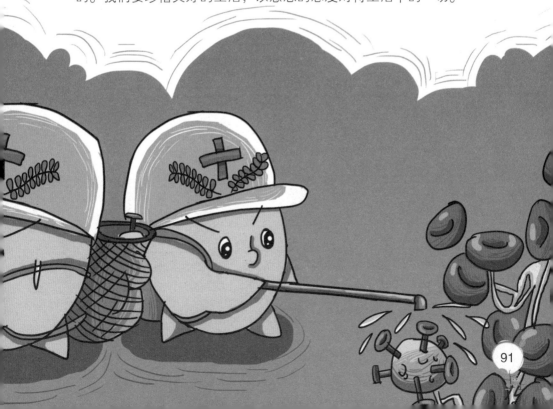

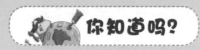

单克隆抗体

在充分了解人类基因分子的基础上，医学家们可以制造出针对癌细胞的"单克隆抗体"生物物质，这种单克隆抗体被称为"生物导弹"，可以像导弹一样具备跟踪能力，去跟踪癌细胞，找出其确切位置，然后医生可以采取措施将其一举歼灭。

"永生不死"的癌细胞

科学家们认为，癌细胞不断增殖，并且"永生不死"，所以才形成癌症。按照常理，每个正常细胞都有一定的生命周期，在生命周期完结之后，会自动消亡，癌细胞却没有这种生理性的自觉行为。因此，科学家们正在寻找某些手段使癌细胞的"自杀基因""醒"过来，发挥它们的作用，让癌细胞在一定周期内正常死亡，那样癌症就会"不攻自破"。

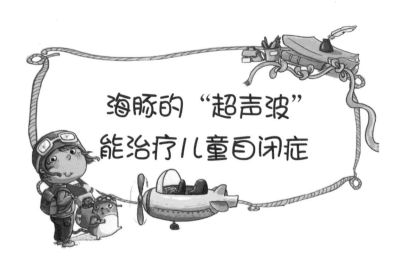

海豚的"超声波"能治疗儿童自闭症

你去过水族馆吗？如果去过，你在水族馆看到过可爱的小海豚吗？如果没有去过水族馆，你也应该在电视上见到过海豚吧？

海豚是海洋的精灵，属于哺乳动物，目前被人类所知的海豚共有62个品种，分布在各大洋系。海豚比较喜欢群居生活，不喜欢独处。另外，它们不仅有惊人的听觉和超声波回声定位系统，还具有高超的游泳和潜水的本领。

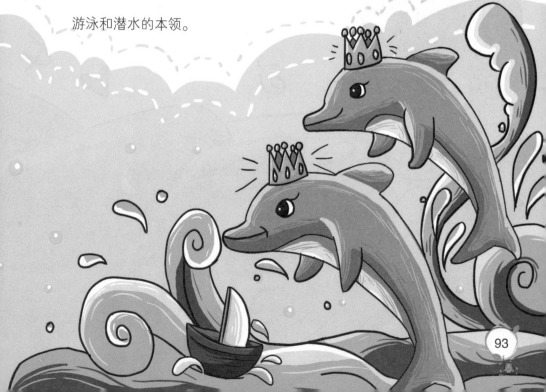

海豚不仅可爱，还是水中的智叟，它们的大脑是迄今为止已知的所有动物（人类除外）中最为发达的。小海豚很聪明，能很快地领会人类的意思，为我们做花样表演。海豚的大脑皮层表面有很多深沟而且神经元细胞数目不比人类少。更神奇的是，海豚的大脑可以在一部分正常工作的同时，另一部分休息，所以海豚可以整日整夜，甚至终生不睡觉，人类可不行。

　　介绍了这么多，大家是不是觉得海豚是一种神奇的动物呢？更神奇的还在后面，海豚还可以用于治疗儿童的自闭症，你绝对没想到吧？

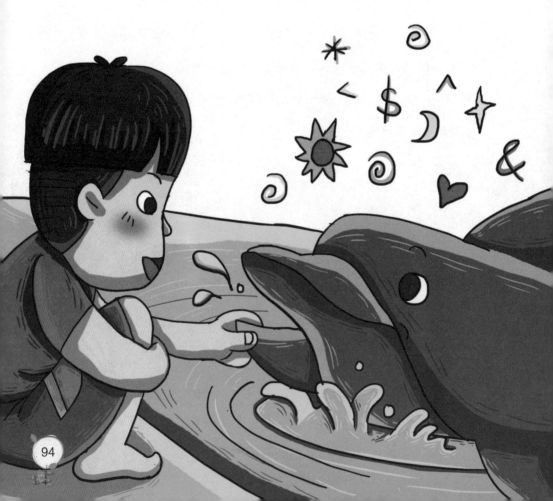

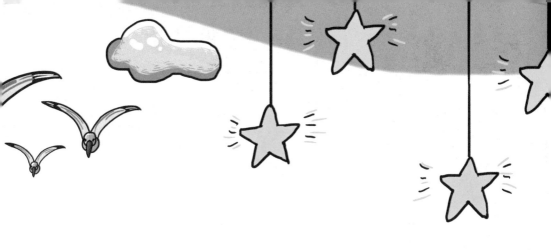

　　科学实验证明，海豚发出的"超声波"式的声音对自闭症儿童的大脑有一定的激活作用，因此，用海豚治疗患有自闭症的儿童这一方法慢慢地扩展开来。

　　海豚疗法有两种形式，一是使用海豚本身作为治疗手段，二是将其作为现有疗法的补充。

　　那么，海豚疗法的原理是什么呢？为什么海豚能够治疗儿童自闭症呢？

　　经过实验，科研人员发现，海豚能够发出2000赫兹至10万赫兹甚至30万赫兹以上不等的高频超声波，这种超声波能大大激活人脑中处于休眠状态的神经元细胞，这对发育期儿童的中枢神经系统具有良好的促进作用和医疗价值。

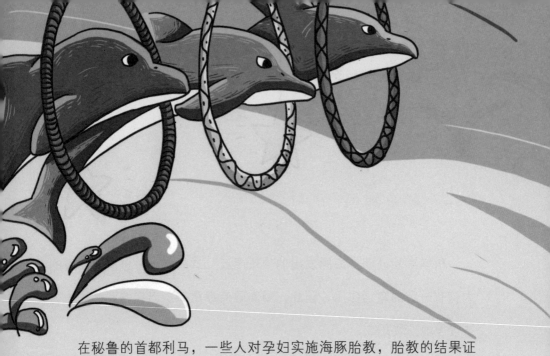

　　在秘鲁的首都利马，一些人对孕妇实施海豚胎教，胎教的结果证明海豚疗法用于胎教，可以促进胎儿神经系统的发育，使用海豚疗法进行胎教过的婴儿，智商明显比较高。精神病学家的研究表明，与海豚一起游泳，能够有效地缓解忧郁和沮丧的情绪，对治疗抑郁症有一定的帮助。

　　2003年，台湾花莲海洋公园曾用海豚辅助治疗自闭症。

　　2009年，大连圣亚海洋世界正式挂牌，成为中国第一家海豚辅助治疗儿童自闭症、忧郁症等康复训练基地。

　　　　由于暂时还不能用科学对海豚疗法进行详细解释，所以一直以来海豚疗法备受争议。

　　　　一些人认为，海豚的超声波能激活大脑的说法至今没有得到准确的科学验证，是不太可靠的。超声波在医学上可以用于超声诊断和超声治疗，但是超声波能够激活大脑的说

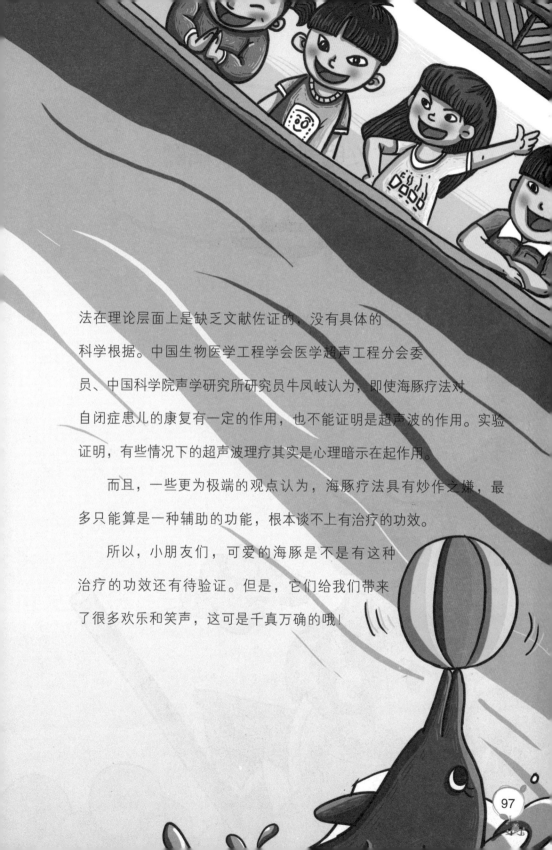

法在理论层面上是缺乏文献佐证的，没有具体的
科学根据。中国生物医学工程学会医学超声工程分会委
员、中国科学院声学研究所研究员牛凤岐认为，即使海豚疗法对
自闭症患儿的康复有一定的作用，也不能证明是超声波的作用。实验
证明，有些情况下的超声波理疗其实是心理暗示在起作用。

　　而且，一些更为极端的观点认为，海豚疗法具有炒作之嫌，最
多只能算是一种辅助的功能，根本谈不上有治疗的功效。

　　所以，小朋友们，可爱的海豚是不是有这种
治疗的功效还有待验证。但是，它们给我们带来
了很多欢乐和笑声，这可是千真万确的哦！

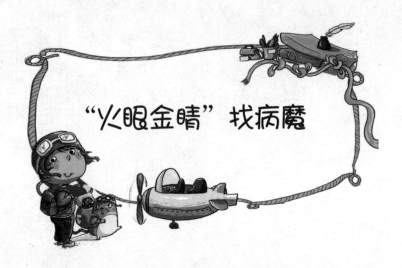

"火眼金睛"找病魔

　　齐天大圣孙悟空有一双"火眼金睛"，能辨识妖魔鬼怪、诸佛神仙。不过，他的那双"火眼金睛"，可是在太上老君的八卦炉里炼出来的，得之不易啊。而且，这只是古代人们的奇思妙想，并不是真实的。

　　但是，随着科学技术的发展，医生们真的有了一个"火眼金

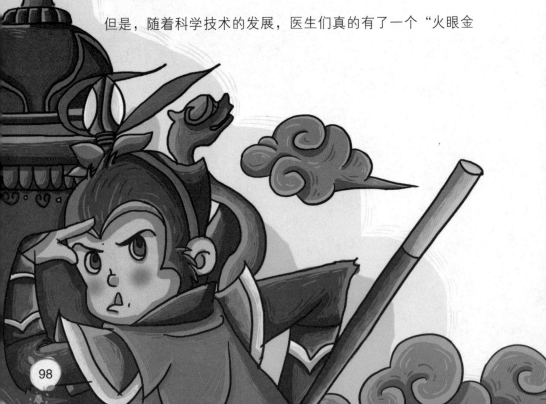

睛"的好帮手，来帮助他们找出隐藏在病人体内的疾病。由此可以看出，先人们还是很有见地、很有预见性的。那么，医生们的"火眼金睛"是什么呢？它们就是X射线、计算机体层扫描术（简称CT）等。

X射线是一种电磁波，它是以光速沿着直线前进的。实验证明，X射线具有穿透性，能够穿透可见光不能穿透的物质，包括人体。此外，X射线还具有荧光作用、摄影作用和电离作用。X射线的电离作用经常被医生们用于治疗某些疾病。

由于人体各部分组织的密度不一样，厚度也不一样，因此，它们对X射线的吸收程度也不一样，反应的系数就不一样。密度大、体积大的器官组织吸收的X射线比较多，在荧光屏上的影像呈现黑暗的色彩，反之会呈现白色。利用这种反应原理，我们就能根据得到的阴暗程度不同的影像来判断人体的病症，进而制定出正确的治疗方案。

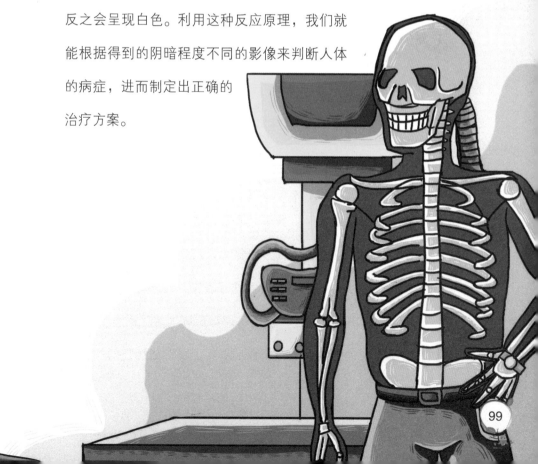

不过，依靠X射线帮助医生诊断病情的方法，仍然存在着很大的缺陷。人体内的器官都是立体的实物，而X射线所反映的情况只能用平面的图片来表示，因此，据此做出的判断不一定是最准确无误的。另外，X射线有一定的局限性，在目前的科学技术下，它并不能显示密度变化在5%以下的人体软组织病变，因此，使用X射线很难找出早期病变，使疾病不能得到及时的治疗。

令人欣慰的是，这一医学诊断上的重大缺陷已经被计算机体层扫描术（以下简称CT）很好地进行了弥补。CT能够查出1厘米以上的器官或者组织的病变，常被用于以往很难做到的心血管动态扫描，以及人体内脏器官的病变的检查。它的工作大致分三个步骤，即X光扫描、数据处理、终端显示。

虽然CT的确比X射线进步了很多，但是它也仍然有不尽如人意的地方。比如，CT只能诊断1厘米以上的器官的病症，这样难免会有疏漏，有失误。因此，我们必须对CT技术进行改良，使之真正做到能丝毫不差地诊断出人体内部的病症，使医生能够更好地治疗疾病。

你现在理解了现代医学上的"火眼金睛"了吗？虽然它们和孙悟

空的"火眼金睛"不能相提并论，但是它们至少是人类史上的一大进步，为人类的健康做出了重大贡献。

世上无难事，只怕有心人。神话中的很多幻想曾经只是古人的一种美好希冀或神往，但是，在科学技术飞速发展的今天，经过几代人甚至几十代人的努力奋斗，很多幻想已经变成了事实。小朋友们，你们的愿望是什么呢？只要愿望是合理的，只要坚持不懈地朝着既定的目标奋斗，我相信，在不久的将来，它们一定都会实现的。

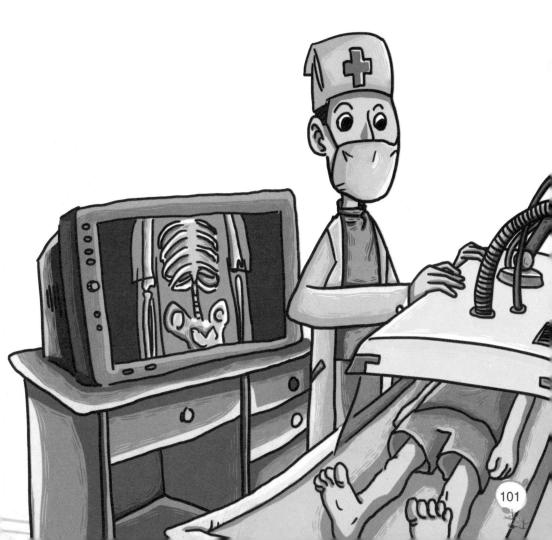

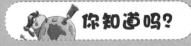

X射线的发现

20世纪末期，一天，德国的物理学家伦琴在暗室中研究高压电流通过低压气体的放电现象时，偶然发现实验室里的一块纸板发出荧光。这一现象引起了伦琴极大的兴趣。于是他把这块纸板拿去研究，最后发现这块纸板上涂有氰亚铂酸钡的结晶。伦琴猜想肯定存在某种因素才会导致这种现象，可能是某种不知名的射线。为了证实自己的猜想，伦琴做了一个实验，他用多层黑纸包着一张相片的底片，然后重演当日场景，让那种射线通过，结果发现底片曝光了。这一实验证明了这种射线具有穿透的功能。当时由于技术的限制，科学家还不能验证这一射线的其他性质，因此，伦琴给这种射线取名为X射线。

CT技术的产生

1967年，电子工程师豪斯·费德，为了弥补X射线在临床诊断上的不足，发明了世界上最早的计算机体层扫描术应用于临床，并在1972年正式发布这种新技术——CT。这一技术没有危险性，并且应用简单、迅速，所以被广泛应用于医学诊断。CT技术大大促进了医学影像学的发展。

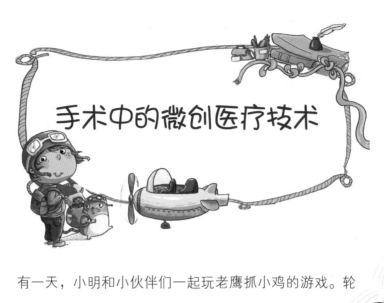

手术中的微创医疗技术

有一天，小明和小伙伴们一起玩老鹰抓小鸡的游戏。轮到小明当老鹰了，他撒开脚丫子使劲儿跑，想去抓住小鸡，正跑得起劲儿呢，没留神脚下，一下子摔倒了。这下可不得了了，小明哇哇大哭，那眼泪，真有水漫金山的趋势啊！

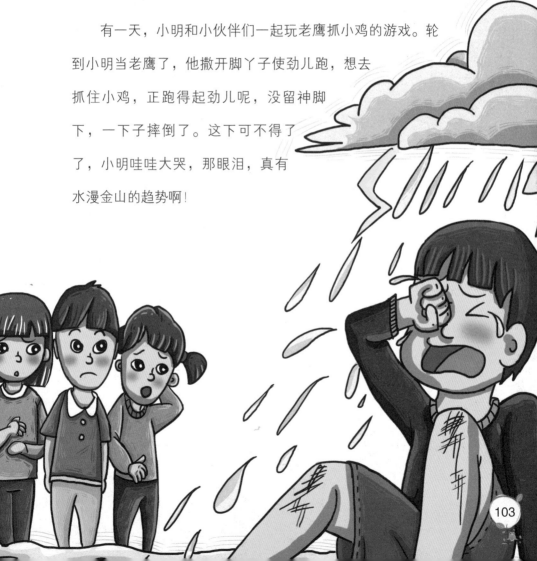

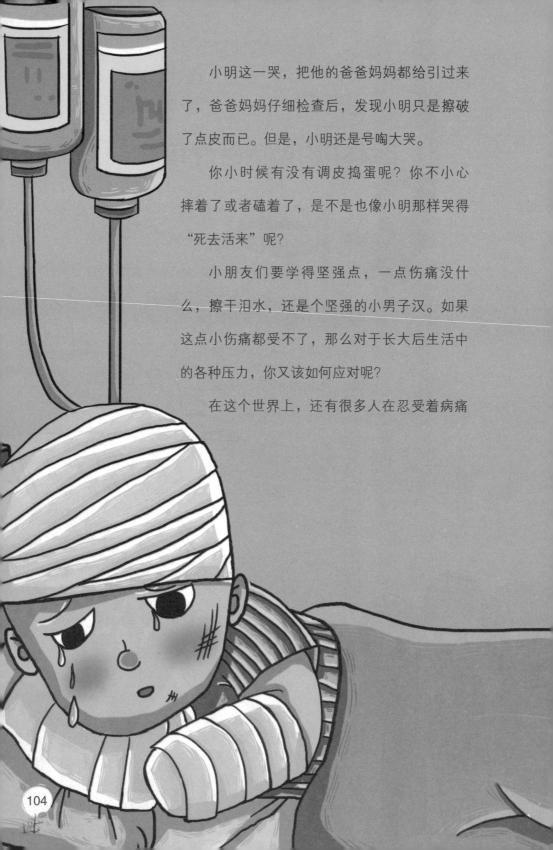

　　小明这一哭，把他的爸爸妈妈都给引过来了，爸爸妈妈仔细检查后，发现小明只是擦破了点皮而已。但是，小明还是号啕大哭。

　　你小时候有没有调皮捣蛋呢？你不小心摔着了或者磕着了，是不是也像小明那样哭得"死去活来"呢？

　　小朋友们要学得坚强点，一点伤痛没什么，擦干泪水，还是个坚强的小男子汉。如果这点小伤痛都受不了，那么对于长大后生活中的各种压力，你又该如何应对呢？

　　在这个世界上，还有很多人在忍受着病痛

的折磨，跟他们所受的痛苦比起来，小朋友们摔伤磕伤的痛苦可就不值一提了。

有些人因为患了某些疾病而不得不去住院治疗，需要做手术。以前，做手术时，病人必须承受很大的痛苦，而且身心俱疲。随着科学技术的发展，手术的设备和条件越来越好，医生做手术越来越方便，病人所承受的痛楚也就越来越小了。

传统的手术虽然能治疗疾病，但是同时也给病人带来了很大的创伤：手术的伤口很大，而且手术时间长，病人要遭受很大的痛苦，需要休养很长的时间身体才能慢慢恢复，同时还可能有并发症威胁着病人的健康。提起传统手术，人们便会不由自主地想到"开膛破肚"这个词，这个词也带给病人很大的恐惧感。

微创技术是应用现代先进的电子电热光学等设备和技术，用电子镜像代替人的肉眼，用细长的器械代替手术刀，力求以最小的切口和最小的组织损伤，完成对人体内部疾病的观察和治疗。这种新型的微创技术在做手术时具有很大的优点，它的伤口小，出血少，手术后病

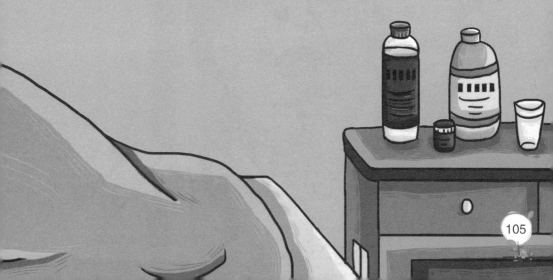

人不会有太大的痛楚，恢复的速度也比较快，而且手术后不会留下明显的疤痕，也不会给病人留下术后并发症。

微创技术在妇科上的应用尤为显著。妇科腔镜微创技术的优点已经得到全世界的公认。这项技术具有诊断和治疗双重功效，在封闭的腹腔内，医生可以看着监视屏幕直接进行手术操作，这大大减少了手术的风险。

"微创"是指微小的创伤，微创技术在医学手术上的运用，大大减小了人体的术后创伤，取得了最佳的手术效果、最小的手术切口、无出血、少并发症、无疼痛感等一系列最佳结果。"微创"就是尽可能地减少对人体组织的损伤，使患者更快地恢复健康。

手术中的微创技术分为三类。一是小切口手术，或叫精细手术，

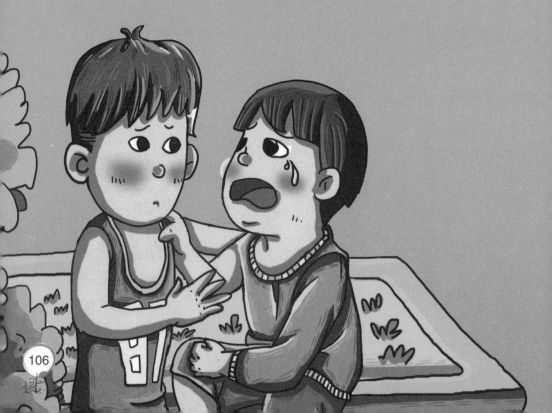

顾名思义，即手术切口很小，大约只需2.5厘米；二是内镜技术，利用人体内现有的腔道进行检查、治疗，以减少对人体的伤害；三是腔镜技术，它是在人体的某一部位打上几个小眼，从那里探入腔镜进行手术。

随着科学技术的发展，手术造成的创伤将会越来越小。估计在不久的将来，可能做手术的疼痛感还没有摔伤那么疼，到时候，你们摔伤的时候再像小明一样哭泣，就会得到爸爸妈妈的很多安慰了。毕竟，做个外科手术也没有那么疼啊，对不对？

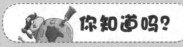
椎间孔镜技术

椎间孔镜技术是利用椎间盘镜来进行手术，它只需要0.5厘米的皮肤切口，采取经过安全三角区的穿刺方法直达椎间盘突出的部位，在镜下准确摘除突出的髓核。传统手术中，有时医生会因为手术过程中大量出血，又没有办法止血，而不得不终止手术。二代椎间孔镜技术避免了这个重大弊端，能有效、准确地治疗椎间盘突出，安全而且没有太大的损害。

臭氧治疗仪

臭氧是一种强氧化剂，由三个氧原子组成。臭氧也可以用于医学治疗，而且它应用于医学的历史也比较悠久。最新的臭氧治疗仪技术主要运用于腰椎间盘突出、关节疾病等治疗，是目前比较高效、安全的临床医疗方法。因为臭氧本身就具有消毒、杀菌的功效，所以它用于医学治疗基本是零感染，这也是这项技术的优势之一。

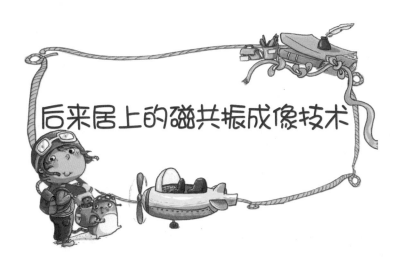

后来居上的磁共振成像技术

小明的妈妈是个医生，受她的影响，小明从小就对医学方面的书籍、电视感兴趣。

一天，小明正在看一个医学题材的电视剧。电视里，一个人从山上摔下来，被送去急救，医生给病人检查身体时用的仪器是小明从未见过的。小明便叫来了妈妈，问妈妈这到底是什么仪器，是不是电视上弄错了，或者是瞎编的。

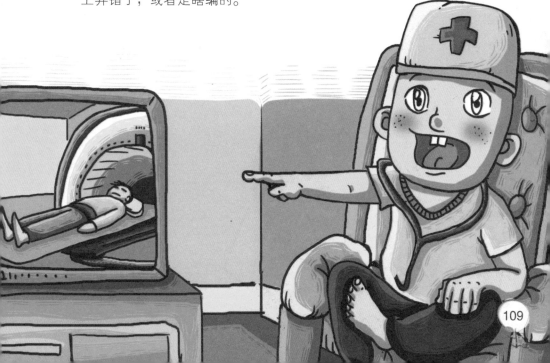

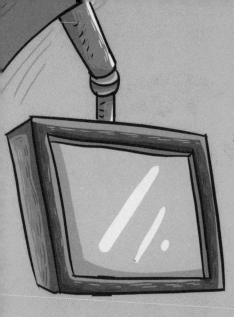

妈妈仔细看了看电视，笑着对小明说："小明，他们没有弄错，我们确实可以使用这个仪器来检查病人体内是否有因摔伤而造成的损坏。"

"那它为什么跟我在您的医院里看到的仪器不一样呢？"小明问。

"这是利用磁共振成像技术来对病人进行检查的一种新型仪器，它的精确度和准确率比CT还要高一些呢。"

"哦，知道了。"小明若有所悟地回答。

小朋友，你知道什么是磁共振成像技术吗？磁共振成像技术就是利用人体组织中的氢原子核在磁场中受到射频脉冲的激发而发生的磁共振现象，产生磁共振信号，经过电子计算机处理后重现出人体某一层面的图像的成像技术。是不是很复杂呢？简单地说，磁共振成像技术和CT的原理其

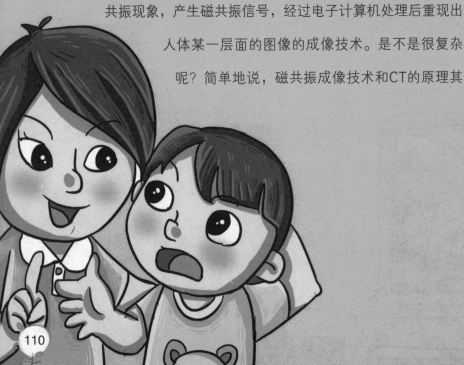

实没有太大的区别，只是利用的技术不同而已，因为技术不同，所以所成图像的精确度就有所不同。

1978年，位于德国埃尔朗根的西门子研究基地发明并制造出了世界上第一套磁共振系统，并于该年年底投入使用。有趣的是，这套磁共振系统的第一件"作品"，竟然是辣椒的图像，而不是直接用于临床医学。

1980年3月，磁共振成像技术所成的第一张人脑影像诞生了。

1983年，德国的汉诺威医学院由西门子成功地安装了第一台临床磁共振成像设备。

同年，美国圣路易斯的一所学院成功安装了首台超导磁体。超导磁体技术加快了图像生成的速度，提高了图像的质量。美中不足的

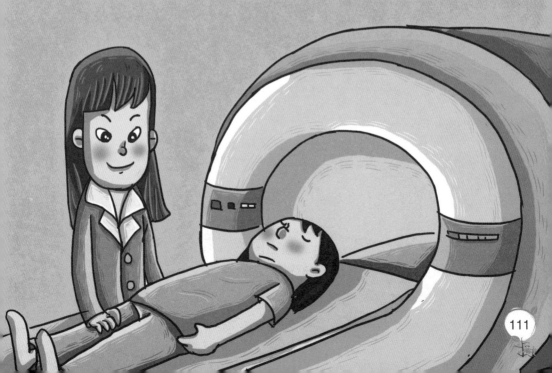

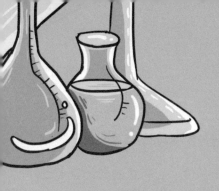

是，设备过于庞大。不过，科技总是不断发展的，随着科学技术的发展，超导磁体变得越来越轻便，而功能却越来越精确。就像世界上第一台电子计算机一样，那么笨重，可是现在，体积小且技术不断改善的掌上电脑早已经问世了。人类的智慧真是无穷的。

磁共振成像技术比CT技术出现得晚，但是它却在出现之后迅速得到认可，而由于它的技术含量更高，更能准确地诊断出患者疾病之所在，可谓后来居上。

磁共振成像技术的持续发展开辟了新的应用领域。磁共振的图像能够显示人的大脑的健康组织在多大的程度上取代了退化脑组织的功能，医生们可以以此为依据，帮助中风的病人制订新的治疗方法。在磁共振成像技术的帮助下，医生们能更深入地了解脑部功能，甚至是新陈代谢的过程或情况。

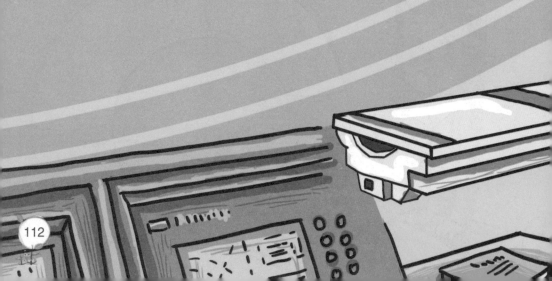

磁共振成像技术在心脏病诊断治疗方面开辟了新的途径和疗法，即自动门控心血管磁共振技术，从磁共振图像的数据上提取周期性信号来取代心电图信号，使图像数据与心脏运动实现同步变化，能更好地诊断心脏病的状况。

　　科学技术越来越进步，成像技术也越来越发达，疾病诊断和治疗的技术也越来越强大，让那些隐形疾病无处可逃。

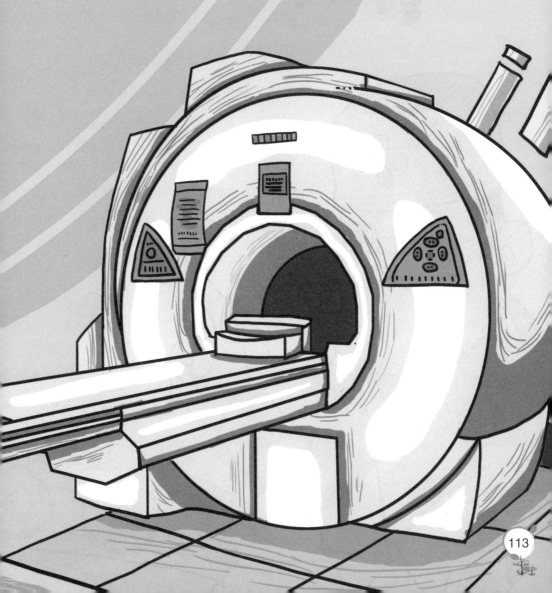

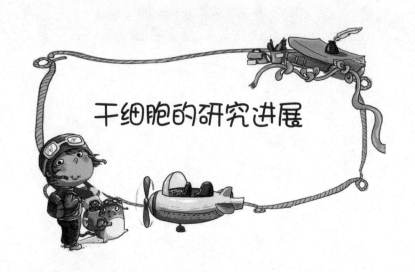

干细胞的研究进展

资料显示，有关干细胞的研究工作长盛不衰，近年来，随着科学技术的飞速发展，人类对干细胞的研究和利用又有了更进一步的发展。

那么，干细胞到底有什么作用呢？它在医学上的功效是什么？为什么它能够吸引那么多的人去了解和研究呢？

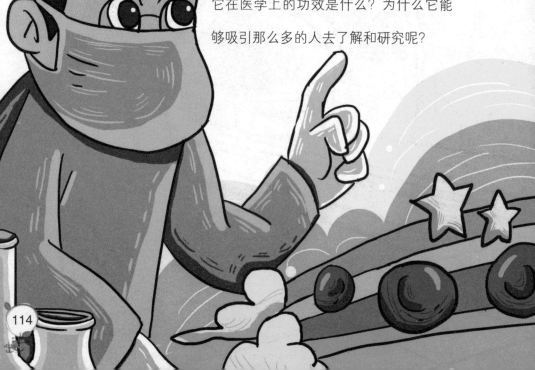

现在就让我们逐个解答这些问题吧！

干细胞是一类具有自我更新和多项分化潜能的细胞群体，近年来，干细胞的应用几乎涉及到了所有的生命科学和生物医学的领域，其影响之深、范围之广，都是很惊人的。

干细胞作为具有自我更新和多项分化潜能的细胞群体，具有较强的再生能力，它和再生医学的研究相结合，被人类用来治疗疾病。

医学上，干细胞被用于临床细胞移植，医生用这种方法来治疗各种疾病和构建各种器官，例如，先在实验室中培养干细胞，让它长成相应的人体组织和器官，再移植到患者体内，取代坏死的部位；或者直接把干细胞注入到人体中的受损部位，通过某些控制，使干细胞在人体内长出相应的组织和器官等。这几种方法主要被用于治疗心肌坏死、自体免疫性疾病、帕金森综合征等。使用干细胞治疗对人体的损伤较小，没有或有较小的毒性，此外，还可以运用人体自身的干细胞进行移植，

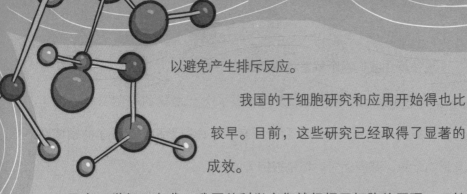

以避免产生排斥反应。

　　我国的干细胞研究和应用开始得也比较早。目前，这些研究已经取得了显著的成效。

　　早在20世纪60年代，我国的科学家们就根据干细胞的原理，开始了对骨髓移植的研究。

　　到了20世纪70年代末80年代初，我国各大城市陆续展开临床骨髓移植，用来治疗血液病。

　　20世纪90年代以来，除了骨髓移植，我国在各大医学研究领域都有了重大的进展，外周血和脐血干细胞移植也被用于治疗血液病和肿瘤。

　　人们对干细胞的研究从来没有中断过，1999年末，"干细胞研究的新发现"在世界十大科技成果年度评选中荣登榜首。

　　在国外，很多国家也在积极地对干细胞进行研究和创造。

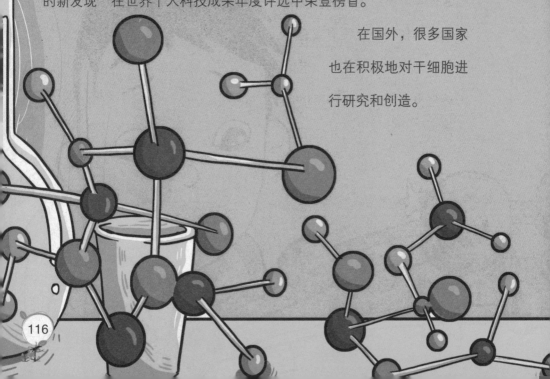

1999年，以色列魏茨曼科学院在研究干细胞上获得了新的进展，他们将白介素与干细胞的受体分子合并，研制出一种新的分子，可以让干细胞在原来的特性上进行自我增殖，而且细胞的寿命也延长了。这对干细胞的再生、增殖研究有很大的推进作用。

　　美国的一家公司曾经用小老鼠做实验，把血液干细胞注入小老鼠体内，如此培育出成熟的干细胞。此后，干细胞的培育技术越来越发达。

　　干细胞有不可估量的医学价值，研究并利用干细胞，能为人类对抗疾病做出巨大的贡献。据不完全统计，我国各地一共进行了2000多例造血干细胞的移植，到目前为止，很多白血病患者和其他某些疾病的患者都使用干细胞移植的方法进行了治疗，并且获得了健康。

　　干细胞的研究一直以来都是自然科学中最引人瞩目的领域之一，它的理论和实践的日益发展，将给人类带来巨大的福报。采用干细胞治疗对人体组织的损害很小，即使不完全了解人类疾病发病的确切原理，利用干细胞治疗也能够达到很好的治疗效果。你看，干细胞移植对疾病的治疗效果是不是很神奇呢？

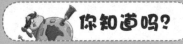
你知道吗?

脐血干细胞的发展

在对干细胞研究的基础上，我国已经掌握了脐血干细胞的分离、纯化、冷冻保存和复苏的一整套技术，并在上海建立了我国第一个脐血库。北京医科大学人民医院细胞治疗中心也开始筹建世界上最大的异基因脐带血干细胞库，并在2002年成功收集、冷冻了5万份异基因脐带血干细胞，准备了充足的细胞来源。2000年初，我国首例脐带血干细胞移植在东北地区成功完成。

克隆大鼠

2003年，中国科学家周琪领导的中法联合研究小组成功克隆了大鼠，这次研究运用了干细胞的可塑性。这一报告迅速引起了科学界的轰动。这一次的克隆大鼠是自克隆羊"多莉"诞生后，人类创造的第八种体细胞克隆动物。克隆大鼠的研究远远早于克隆羊，是克隆领域里很难攻克的"山头"。中法科学家们成功克隆大鼠，实属世界第一例。

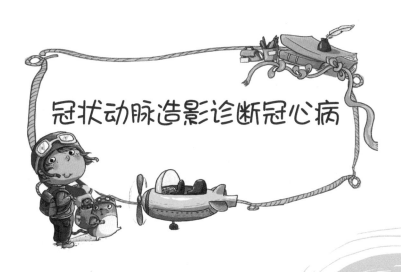

冠状动脉造影诊断冠心病

人的身上有一个器官是最勤劳的，你们知道是什么吗？

答案是心脏。人的心脏像一台永不停歇的机器，不分昼夜地为人体服务，将血液源源不断地输送到人周身上下。不过，心脏和人体的其他器官一样，也需要血液的供应，心脏为人体的其他器官提供血液，而冠状动脉则为心脏提供血液。当冠状动脉由于某些原因发生硬化或者堵塞时，心脏所需的血液和氧气的输

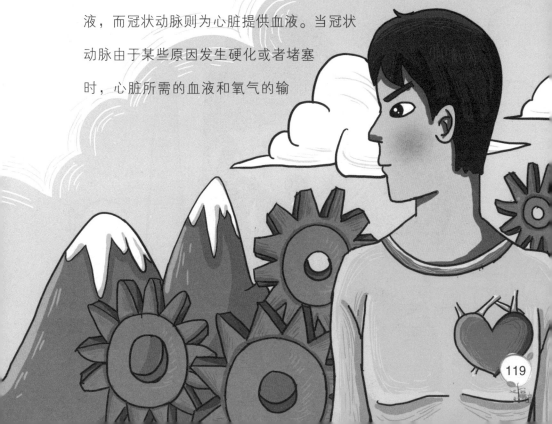

送被中断，引起供应不足而导致人的心肌缺血甚至坏死。这种现象被人们称为冠状动脉粥样硬化性心脏病（简称为冠心病）。

由于冠状动脉是人体最为重要的部分——心脏输送血液和氧气，因此如果冠心病诊断不及时，病人的生命随时都会受到威胁。

很多冠心病患者在日常生活中并没有什么不适的感觉，只有在过度操劳或者运动时会产生胸闷、疼痛等症状，有时休息一下就会好转，所以很容易被患者忽视，得不到及时有效的治疗。

检查和诊断冠心病有很多方法，比如心电图检查、核素心肌扫描等。心电图是目前应用最广泛的一种诊断方法，但是有时一些患者在没有犯病的情况下会被诊断为正常，所以心电图的诊断结果不是十分准确。

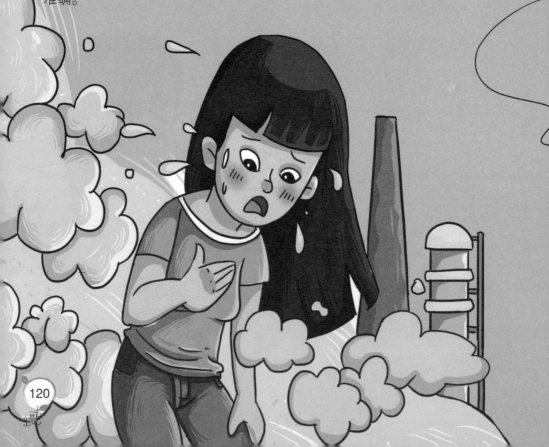

科学技术的发展表明，冠状动脉造影是冠心病最可靠的诊断方法，被称为冠心病诊断的"金标准"。它可以明确指出人体内病变的具体位置，是冠心病最重要的微创诊断方法。它通过从皮肤穿刺血管，然后插入一根细小的导管，在X射线的透视引导下将导管送到冠状动脉开口的地方，注入造影剂。之后只需要等待它在X射线下成影，就可以对人体是不是患有冠心病进行判断了。冠状动脉造影能够比较明确地反映出冠心病的具体情况，如病变的程度、范围等。

　　数据显示，近年来，我国冠心病的发病率呈逐年上升的趋势。那么，哪些人群是容易患冠心病的呢？

　　适当了解哪些是疾病易发生人群，有助于人们积极采取措施预防疾病。冠心病高发人群一般是吸烟者，吸烟越多，越容易诱发冠心病；还有一些高血压的患者，糖尿病病人，血脂异常的人，比较肥胖的人，缺乏运动的人……以上几类高发人群可以采取一些预防措施，比如，针对肥胖或者缺乏运动的，可以加强锻炼，强健筋骨；高血压病人应该适当控制自己的情绪，避免意外发生，也可以减少冠心病的发病几率……

对于冠心病的诊断，冠状动脉造影检查很精确，而且对患者的创伤较小，患者所受的痛苦也随之减少了很多，很多患者检查完了都没有太大的感觉，也没有什么不舒服的症状。

随着冠状动脉造影的优点逐步被人们发现，这项技术已经成为一种常规的治疗方法，被各大医院广泛应用，帮助医生们及早诊断出冠心病，为人们的健康多加上一道保障的关卡。

小朋友们，如果身体觉得不舒服，要及时告诉爸爸妈妈，及早治疗才是最重要的。健康第一，身体不舒服要抓紧去医院检查，千万不要讳疾忌医哦！

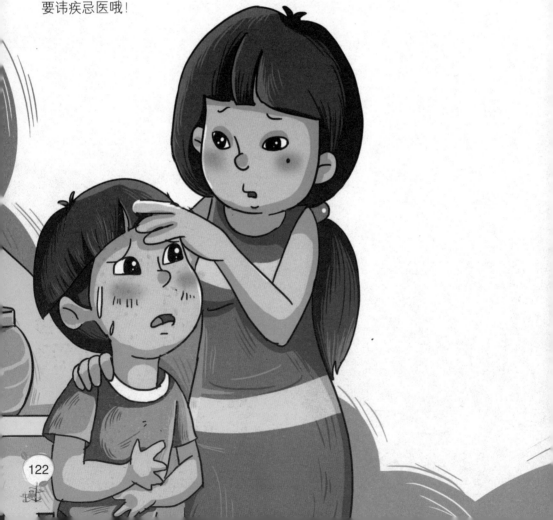